DES

DÉVIATIONS RACHITIQUES DU THORAX

ET DE LEUR INFLUENCE

SUR LES MALADIES DU CŒUR

PAR

Louis HOLLENFELTZ

Docteur en médecine de la Faculté de Paris.

PARIS

A. PARENT, IMPRIMEUR DE LA FACULTÉ DE MÉDECINE

A. DAVY, successeur

52, RUE MADAME ET RUE MONSIEUR-LE-PRINCE, 14

1885

DES

DÉVIATIONS RACHITIQUES DU THORAX

ET DE LEUR INFLUENCE

SUR LES MALADIES DU CŒUR

PAR

Louis HOLLENFELTZ
Docteur en médecine de la Faculté de Paris,

PARIS

A. PARENT, IMPRIMEUR DE LA FACULTÉ DE MÉDECINE
A. DAVY, successeur
52, RUE MADAME ET RUE MONSIEUR-LE-PRINCE, 14

1885

M. TILLAUX

Directeur des travaux anatomiques de l'amphithéâtre des Hôpitaux,
Professeur agrégé à la Faculté de médecine,
Membre de l'Académie de médecine,
Chirurgien de l'Hôtel-Dieu.

M. J. LUCAS-CHAMPIONNIÈRE

Chirurgien de l'Hôpital Tenon.

M. LACOMBE

Médecin de l'Hôpital Tenon.

DES DÉVIATIONS RACHITIQUES

DU THORAX

ET DE LEUR INFLUENCE

SUR LES MALADIES DU CŒUR

AVANT-PROPOS.

DIVISIONS. PLAN.

Tout thorax qui présente une diminution *notable* d'un de ses diamètres horizontaux, est un thorax déformé.

Nous basant sur cette définition, qui ne souffre aucune exception, nous avons cru pouvoir diviser les déformations rachitiques du thorax en trois variétés :

1° Déformation du thorax par rétrécissement du diamètre antéro-postérieur ;

2° Déformation du thorax par rétrécissement du diamètre transversal ;

3° Déformation du thorax par rétrécissement d'un des diamètres obliques.

Chez tous les malades que nous avons vus ou dont nous avons pu recueillir les observations, nous avons trouvé que chacune de ces divisions correspondait toujours à une variété de déviation rachidienne. Aussi, avant de les décrire, avons nous jugé à propos de rappeler succinctement les caractères de la déviation vertébrale qui leur donne naissance. Inutile de dire que nous n'avons en vue dans cette étude que les courbures pathologiques de la colonne dorsale, c'est-à-dire de cette portion du rachis qui fait partie intégrante du squelette thoracique.

Décrire les déformations du thorax et montrer leur influence sur l'organe de la circulation, tel est le but de ce modeste travail.

Nous avons adopté le plan suivant :

Historique :

Chapitre   I. — Anatomie normale.

Physiologie normale.

Chapitre II. — Anatomie pathologique.

Déformations thoraciques.

Scoliose. Cyphose. Lordose.

Chapitre III. — Physiologie pathologique et symptomatologie.

Chapitre IV. — Traitement.

Observations :

Résumé et conclusions.

Que notre cher maître, M. le professeur Damaschino, à qui nous devons d'avoir choisi ce sujet, veuille bien agréer l'hommage de ce travail comme un faible témoignage de notre profonde reconnaissance.

HISTORIQUE.

Le rachitisme paraît avoir existé de toute antiquité.
Certains auteurs citent, à l'appui de son ancienneté, des
passages d'Hippocrate, de Celse ou de Galien ; d'autres
rappellent ces vers d'Horace :

..... Hunc varum distortis cruribus (appellat pater)....

ou cette épigramme de Martial :

« Cum sint crura tibi simulent quæ cornua lunæ »
« In rhytio poteras, Phœbe, lavare pedes. »

Quoi qu'il en soit, l'étude de cette maladie n'est entrée
dans une phase vraiment scientifique qu'à partir du
milieu du XVIIe siècle.

Whistler, en 1645, dans une thèse intitulée : *De morbo
puerili Anglorum quem patricio idiomate vocant : the
rickets*, signale le rachitisme comme une affection nouvelle.

Vers 1650, huit médecins du Collège royal de Londres
furent chargés d'étudier cette maladie, connue depuis
longtemps dans le langage populaire sous le nom de :
the rickets (1), qui, depuis l'année 1612, s'observait avec

(1) « The Rickets dérive vraisemblablement de riquets, mot
par lequel on désignait dans l'idiome normand du XVIIe siècle
les individus bossus et mal conformés. » (Trousseau, clinique
médicale.)

une grande fréquence dans les contrées occidentales de l'Angleterre, surtout dans les comtés de Sommerset et de Dorset.

Glisson, après une analyse minutieuse des observations recueillies par ses collègues, traça de main de maître, dans un mémoire remarquable (1), qui n'a rien perdu de sa valeur malgré les recherches contemporaines, le tableau clinique complet du rachitisme. Après un examen rapide des conditions étiologiques qui président à son développement, il décrivit les déformations du thorax, le renflement des têtes articulaires, surtout au niveau des poignets et des pieds, les courbures de la diaphyse des os longs, les incurvations du rachis, le retard dans l'apparition des premières dents, etc. Ce travail servit de base aux recherches ultérieures et devint le point de départ d'une série d'ouvrages, dans lesquels le rachitisme est désigné sous les noms de : rachitis, morbus specialis, morbus anglicus, articuli duplicati, nouure des jointures.

Mentionnons, parmi les travaux parus, ceux de Mayow (2), Boerhaave (3), Van der Velde (4), Duverney (5), Büchner (6), Levacher de la Feutrie (7), Portal (8). Tous ces observateurs, jusqu'à Büchner, n'appor-

(1) Glisson. De rachitide. Londini, 1650.
(2) Mayow. Tractatus de rachitide. Oson, 1674.
(3) Van Swieten. Commentaires de Boerhaave.
(4) Van der Velde. De rachitide. Disc. inaug., 1700.
(5) Duverney. Traité des maladies des os. Paris, 1751.
(6) Büchner. Dis. de rachitide perfecta et imperfecta, 1754.
(5) Levacher de la Feutrie. Traité du rachitis. Paris, 1772.
(8) Portal. Obs. sur la nat. et le trait. du rachit. Paris, 1797.

tèrent aucun élément nouveau à l'étude de cette question. Ils confondirent le rachitisme avec l'ostéomalacie
et firent de ces deux affections distinctes une seule et
même maladie.

Büchner reconnaît deux formes de rachitisme : le
rachitis perfecta et le rachitis imperfecta. Dans la première forme, les difformités sont telles que la marche est
devenue impossible; dans la seconde, il n'existe que de
simples renflements épiphysaires.

Levacher de la Feutrie admet aussi deux variétés : le
vrai et le faux. Le premier ne frappe que les enfants, le
second les adultes.

Pour Portal, le rachitisme devient l'objet de disserta-
tions purement spéculatives, et, par sa division du rachitisme en vénérien, scrofuleux, scorbutique, goutteux,
exanthématique, rhumatismal et péritonéal, il ne fait
que retarder l'étude de cette question.

Tel était, à la fin du siècle dernier, l'état de nos connaissances sur le rachitisme. Il faut arriver à Rufz (1834),
Bouvier (1837), Jules Guérin (1840), Broca (1852) (1),
pour avoir, sur cette maladie, des notions précises d'anatomie pathologique.

Citons encore sur cette matière les travaux remarquables de Trousseau et Lasègue (2), Beylar (3), Kolliker (4),

(1) Broca. Sur quelques points de l'anat. path. du rachitisme.
Bull. de la Soc. anat. de Paris, 1852.
(2) Trousseau et Lasègue. Arch. de méd. de Paris, 1849.
(3) Beylar. Thèse de Paris, 1852.
(4) Kölliker. Micros. anat., 1848-49.

Virchow (1), Cornil et Ranvier (2), Parrot (3), Tripier (4), Lannelongue (5), Bouchard (6).

La plupart des auteurs que nous venons de citer depuis Glisson, n'ont fait qu'effleurer l'étude des déforma·tions thoraciques, consécutives du rachitisme, déformations qui peuvent avoir des conséquences graves sur les organes de la respiration et de la circulation. Hippocrate avait bien remarqué les troubles pulmonaires et cardiaques, si fréquents chez les bossus, mais, au lieu de les attribuer à la conformation vicieuse du thorax, il en avait fait la cause même de la déformation.

Cette erreur n'a disparu qu'à l'arrivée de Morgagni (7), qui, en jetant les bases de l'anatomie pathologique, fit reposer l'interprétation des phénomènes sur l'examen des faits. Il remarqua l'état spécial du cœur et des poumons chez les gibbeux et il attribua les désordres de leurs fonctions aux déformations de la cage thoracique.

Sauvages (8), dans une classification des maladies de l'appareil locomoteur, décrivit l'asthma a gibbo, que Cullen (9) désigna plus tard sous le nom de dyspnœa thoracica.

(1) Virchow. Arch. für path. anat., 1853.
(2) Cornil et Ranvier. Histologie pathol.
(3) Parrot. Syphilis et rachitisme. Prog. méd., 1880.
(4) Tripier. Dict. des sc. méd. (Dechambre). Art. rachitisme.
(5) Lannelongue. Art. rachitisme. Dict. de chir. et méd. (Jaccoud).
(6) Bouchard. Malad. par ralent. de nut., 1882.
(7) Morgagni. Lettre 4.
(8) Sauvages. Nosologia methodica, 1768.
(9) Cullen. Eléments de méd. prat. trad. par Bocquillon, 1787.

Watzel (1) et Vrolik (2) étudièrent l'influence des déformations thoraciques sur la direction du cœur.

Delpech (3), en 1828, après l'étude des différentes variétés de déviations de la colonne vertébrale, consacra un chapitre aux perturbations, apportées dans les organes respiratoires et circulatoires.

Huit ans plus tard, Forget, de Strasbourg (4), publia un travail sur l'asphyxie des bossus. La même année (1836) parurent les mémoires de J. Guérin (5) et de Bouvier, sur l'influence des difformités sur les principales fonctions.

Enfin, en 1858, l'étude des déviations rachidiennes devint, pour Bouvier (6), l'occasion de remarquables leçons cliniques, où il mit surtout en relief l'influence de ces déviations sur les organes de la respiration et de la circulation. Son ouvrage et l'atlas, qui l'accompagne, nous ont été d'un grand secours.

Signalons, pour terminer cet historique, les excellentes thèses de Sottas, Chupin et de Vésian (7).

(1) Watzel. De efficacia gibbositatis in mutandis vasorum directio. Utrecht, 1778.

(2) Vrolik. Dissertatio de mutato vasorum sanguiferorum decursu in scoliosi et cyphosi. Amstelodami, 1823.

(3) Delpech. Traité de l'Orthomorphie, 1828.

(4) Forget. Journal méd. hebdomad., 1836, t. IV.

(5) Rapport de Double sur les travaux de M. J. Guérin et Bouvier. Compte rendu des séances de l'Acad. des sc. 1837.

(6) Bouvier. Leçons cliniques sur les maladies chroniques de l'appareil locomoteur, 1858.

(7) Thèses de Paris. 1865. 1872, 1884.

CHAPITRE I.

Anatomie normale.

Le thorax, considéré dans son ensemble, présente la forme d'un cône tronqué, à base inférieure. Il se compose de deux parties : 1° d'une tige osseuse, fixe, immobile, la colonne dorsale ; 2° d'une large ceinture osseuse (côtes d'un côté reliées à celles du côté opposé par le sternum), dont les deux extrémités s'attachent aux parties latérales de la colonne dorsale.

La colonne dorsale, servant de point d'appui aux autres parties, on conçoit facilement le rôle important de ses déviations dans les déformations thoraciques.

Formée par les vertèbres dorsales, au nombre de douze, sa hauteur, chez l'homme de moyenne stature, s'élève à 30 centimètres environ. Sa direction est verticale, mais non rectiligne. Elle decrit une courbe, à concavité antérieure, qui a pour avantage d'accroître la capacité de la poitrine. Cette courbure est due, comme l'ont démontré les frères Weber, à la forme des corps vertébraux, plus hauts en arrière qu'en avant, tandis que les ménisques intervertébraux présentent la même épaisseur dans toute leur étendue, contrairement à ce que l'on observe dans les régions cervicale et lombaire.

Indépendamment de cette courbure antéro-postérieure, la portion dorsale de la colonne vertébrale présente, dans le sens transversal, une dépression à convexité droite, dite courbure latérale, et s'étendant de la troisième à la cinquième vertèbre dorsale.

On a beaucoup disserté sur l'origine de cette courbure : les uns (Bichat, Béclard) l'attribuent à l'usage habituel du membre supérieur droit; les autres (Sabattier, Cruveilhier), à la situation de l'aorte descendante, appliquée sur cette partie du rachis. Grisolle a confirmé cette dernière manière de voir, en montrant, par de nombreuses observations, que, lorsque l'aorte, dans le cas d'inversion des viscères, se trouve à droite du rachis, la courbure se déplace, et sa convexité se trouve portée à gauche. Cette dépression latérale n'apparaît chez l'enfant que vers l'âge de 7 ans (Bouvier); quant à la courbure antéro-postérieure, dont l'existence a été niée, elle présente, chez le nouveau-né, ainsi que l'ont démontré les patientes recherches de P. Bouland, une corde de 0 m. 078 et une flèche de 0 m. 00425.

Les vertèbres dorsales, envisagées au point de vue de leur mobilité, ont la faculté de tourner sur leur axe, mais ne peuvent se ployer comme les vertèbres cervicales et lombaires.

Les côtes, qui ne sont que des dépendances de la colonne dorsale, sont reliées les unes aux autres en avant par le sternum. Elles jouent le rôle de leviers dans le fonctionnement du thorax, et le sternum, qui constitue leur point de soudure, a pour but de donner à leurs mouvements un caractère d'ensemble. La bonne conformation du thorax dépend du degré de courbure et de mobilité de ces arcs osseux. D'après M. le professeur Richet, un thorax bien conformé doit remplir les conditions suivantes : « Il doit être un peu aplati d'avant en arrière, de telle sorte que le diamètre transversal, ou bicostal, prédomine toujours sur le diamètre antéro-postérieur ou sterno-vertébral, et offrir à la mensuration, pratiquée d'une manière rationnelle, c'est-à-dire abstraction faite de ce qui appartient aux membres supérieurs, des diamètres inférieurs qui l'emportent toujours notablement sur les diamètres supérieurs. »

C'est au niveau des huitièmes et neuvièmes côtes que le cône thoracique présente sa plus grande circonférence (82 centimètres, en moyenne). La mensuration externe et interne de la poitrine, pratiquée à ce niveau au moyen du compas d'épaisseur de Baudelocque, donne les résultats suivants :

Diamètre transversal externe, 28 centimètres, en moyenne, chez l'homme ; 23 centimètres chez la femme.

Le diamètre transversal interne ne diffère du précédent que de 15 à 20 millimètres (Sappey).

Diamètre antéro-postérieur externe, 21 centimètres chez l'homme ; 19 centimètres chez la femme.

Le diamètre antéro-postérieur interne ne représente que la moitié du précédent : connaissant donc l'un, l'autre sera facile à déterminer.

Les dimensions des deux diamètres obliques sont moins importantes à connaître.

Le diamètre vertical est mesuré en avant par la hauteur du sternum, et en arrière par la colonne dorsale : le premier est de 15 centimètres chez l'homme, de 14 chez la femme ; le second est habituellement le double du premier.

Les diamètres transversal et antéro-postérieur sont ceux qui offrent le plus d'intérêt ; car ils représentent l'un l'espace occupé par les poumons, l'autre la place réservée au cœur. La configuration et les dimensions du thorax sont en harmonie tellement étroite avec le volume du cœur et des poumons, que tout vice de conformation de la cage thoracique réagit nécessairement sur les organes sous-jacents et détermine une série de troubles fonctionnels.

PHYSIOLOGIE NORMALE.

La cage thoracique joue le principal rôle dans les phénomènes mécaniques de la respiration ; sa dilatation est la cause première de tout acte inspiratoire. Au moment de l'inspiration, les côtes, qui prennent un point d'appui sur la colonne dorsale, éprouvent un double mouvement d'élévation et de rotation.

Le mouvement d'élévation s'opère autour d'un axe passant par la tête et la tubérosité de la côte. A mesure que l'extrémité antérieure des côtes se soulève, le sternum s'écarte de la colonne vertébrale, et le diamètre antéro-postérieur est accru.

La rotation des côtes se fait autour d'une ligne fictive qui réunirait l'extrémité vertébrale et l'extrémité sternale de la côte. Cette rotation, qui est solidaire du mouvement d'élévation, détermine l'agrandissement du diamètre transversal.

En résumé, l'agrandissement des diamètres antéro-postérieur et transversal de la poitrine résulte de l'élévation des côtes. Les muscles moteurs des côtes sont : les scalènes, les intercostaux externes, les surcostaux, le grand pectoral, le petit pectoral, le grand dorsal, etc. La contraction du diaphragme intervient aussi, pour une faible part, dans l'accroissement des diamètres bi–costal et sterno–vertébral, en élevant les côtes inférieures.

Dans les inspirations ordinaires, l'augmentation de ces deux diamètres ne dépasse pas 1/2 centimètre. Dans les inspirations forcées, elle peut s'élever de 3 à 4 centimètres. L'agrandissement du diamètre vertical reconnaît pour cause l'action du diaphragme. Ce muscle agit donc sur tous les diamètres du thorax.

Le poumon est passif pendant la dilatation du thorax ; il suit, malgré lui, la cage thoracique dans son mouvement d'expansion. C'est au moment de l'ampliation de la poitrine que l'oxygène, qui doit suffire aux combustions organiques, pénètre dans les poumons.

Toute cause, qui entravera l'action des côtes ou du diaphragme, retentira fatalement sur l'appareil respiratoire et consécutivement, sur l'appareil circulatoire, dont le bon fonctionnement est subordonné à l'intégrité du premier appareil.

———

CHAPITRE II.

Anatomie pathologique.

DES DÉFORMATIONS THORACIQUES CONSÉCUTIVES AUX DÉVIA-
TIONS DE LA COLONNE VERTÉBRALE.

On distingue trois sortes de courbures pathologiques du rachis, auxquelles correspondent trois variétés de déformations thoraciques.

Suivant que la convexité de la courbure se trouve en arrière, en avant ou de côté, la déviation porte le nom de cyphose, lordose ou scoliose.

Les déviations qui nous intéressent sont des manifestations tardives du rachitisme, comme le prouvent nos observations, et s'accompagnent rarement de déformation des membres.

La scoliose étant la courbure qui entraîne le plus de modifications dans la constitution de la cage thoracique, c'est par elle que nous aborderons cette étude. Nous n'aurons en vue, dans nos descriptions, que les courbures confirmées.

SCOLIOSE.

La scoliose, ou inclinaison latérale, est la plus commune des déviations du rachis.

Hollenfeltz.

Dans la scoliose dite normale, de beaucoup la plus fréquente, la courbure principale siège à la région dorsale supérieure ou moyenne ; sa convexité est dirigée à droite. Dans les régions cervico-dorsale et dorso-lombaire, se trouvent habituellement deux courbures secondaires, en sens inverse, dites *courbures de compensation*. Cette convexité dorsale droite n'est que l'exagération de la courbure latérale normale du rachis, attribuée, comme nous l'avons vu précédemment, à la présence de l'aorte descendante. Chez l'enfant, la courbure principale est aussi souvent tournée à gauche qu'à droite.

La scoliose peut être simple, c'est-à-dire ne présenter qu'une courbe latérale ; c'est le cas le plus habituel chez les rachitiques ; ordinairement, les courbures sont multiples.

Dans la scoliose à deux courbures, forme assez rare, tantôt l'une occupe la région dorsale, et l'autre la région lombaire ; tantôt toutes deux siègent à la région dorsale. Enfin, elles peuvent être dorso-cervicales ou dorso-lombaires.

Dans les scolioses à trois ou quatre courbures, il y a toujours au moins une courbure dorsale. Dans ces scolioses, qui sont très communes, le rachis peut affecter la forme de spirale ou de vilbrequin (Bouvier). Leur courbure primitive et principale est le plus souvent dorsale ; c'est elle qui offre la plus grande étendue.

Indépendamment des incurvations latérales, la scoliose peut se combiner avec les autres genres de déviations, avec la lordose ou avec la cyphose

Si l'on examine en détail chaque segment d'un rachis

scoliotique, on y observe des lésions constantes qui intéressent à la fois les ligaments rachidiens, les disques intervertébraux et les vertèbres.

Les ligaments périphériques, interépineux, articulaires et les ligaments jaunes sont constamment distendus et allongés.

Les disques intervertébraux sont affaissés du côté de la cavité anormale, leur forme est complètement changée et ces modifications constantes, d'après Malgaigne, jouent un rôle important dans l'incurvation de la colonne vertébrale.

Les différentes parties constituantes des vertèbres subissent aussi une série de changements. Le corps vertébral présente toujours du côté de la concavité une diminution de hauteur assez manifeste ; cet écrasement (Delpech) plus ou moins prononcé, suivant le degré de courbure, donne au corps de la vertèbre un aspect cunéiforme. L'affaissement vertébral cunéiforme est un des caractères de la scoliose rachitique d'après Delpech. Les faces supérieure et inférieure des vertèbres perdent leur forme parabolique pour se rétrécir du côté de la concavité et s'élargir du côté opposé. Les faces latérales des vertèbres, qui correspondent au côté concave, se creusent d'un sillon transversal d'autant plus net que les faces supérieure et inférieure sont plus rapprochées l'une de l'autre.

Les arcs vertébraux présentent aussi de nombreuses modifications. Les pédicules, du côté concave, sont notablement diminués, au point que, dans certains cas, l'apophyse articulaire entre en contact avec le corps de la vertèbre. Les trous de conjugaison sont rétrécis du côté concave, élargis du côté convexe où ils mesurent jusqu'à 3 centimètres de hauteur et davantage.

Les apophyses articulaires sont larges, étalées du côté de la concavité, étroites, allongées du côté opposé. Leurs articulations sont souvent ankylosées, fait important à noter, car il entraîne l'immobilisation des côtes.

Les apophyses épineuses changent de forme et de direction. Très irrégulières, leur sommet se dirige habituellement du côté concave.

Les trous vertébraux sont rétrécis d'un côté, élargis de l'autre. Ils prennent une forme qui se rapproche du triangle.

Les apophyses transverses, devenues irrégulières, se soudent fréquemment aux apophyses voisines. En général, elles paraissent avoir de la tendance à s'allonger du côté de la concavité (Dubrueil).

De plus, les vertèbres déviées exécutent un mouvement de rotation autour d'une des apophyses articulaires comme centre, et l'ensemble de ces mouvements détermine la torsion de l'épine tout entière. Par le fait de cette torsion, qui est constante et qui se produit du côté concave vers le côté convexe, les côtes qui sont intimement liées aux corps vertébraux, participent à ce mouvement, qui amène des changements notables dans leur situation, leur forme et leur direction et modifie complètement la cage thoracique.

Déformation du thorax dans la scoliose.

Thorax rétréci suivant un de ses diamètres obliques (fig. 1).

Un thorax scoliotique a pour caractères :

1° Une saillie, plus ou moins volumineuse, sur une des moitiés postérieures du thorax. Cette saillie, appelée bosse ou gibbosité siège toujours du côté de la convexité de la courbure anormale du rachis. Elle est formée par les côtes correspondantes, qui, très écartées auprès de la courbure, se portent obliquement en haut et en arrière pour s'infléchir fortement au niveau de leur angle. La gibbosité reconnaît pour cause cette brusque inflexion des arcs costaux.

2° Un aplatissement postéro-latéral très marqué, du côté opposé à la gibbosité. Les côtes de la concavité, au lieu de décrire leur courbe normale et régulière, se portent directement en avant ; elles sont rectilignes, très rapprochées les unes des autres et parfois même soudées entre elles. Ce changement de courbure et de direction des côtes, l'effacement de l'espace intercostal suffisent pour expliquer cette dépression de la paroi thoracique.

3° Une saillie antéro-latérale, diamétralement opposée suivant une ligne oblique à la gibbosité postérieure. Toujours moins prononcée que la saillie postérieure, elle est due à l'exagération de courbure des cartilages costaux et de l'extrémité antérieure des côtes. Le sternum en forme souvent le sommet. On peut voir chez tous les malades qui font le sujet de nos observations que, lorsque la saillie postérieure est à gauche, l'antérieure est à droite, et que, dans le cas de gibbosité postérieure droite, il y a gibbosité antérieure gauche.

4° Une dépression antéro-latérale diamétralement opposée suivant une ligne oblique à l'aplatissement postéro-latéral. Les cartilages costaux correspondants, au lieu d'être perpendiculaires au bord du sternum, se dirigent d'avant en arrière et forment avec lui un angle obtus. On comprend que par suite de cette disposition il existe un affaissement de la cage thoracique à ce niveau.

5° Le rétrécissement d'un des diamètres obliques. Ce rétrécissement est une conséquence obligée de l'aplatissement postéro et antéro-latéral. La poitrine semble avoir été comprimée suivant la ligne qui réunit ces deux dépressions opposées, ligne qui représente un des diamètres obliques du thorax. Or, on sait que toute pression exercée sur une circonférence flexible et élastique détermine non seulement la diminution du diamètre, qui correspond au sens de la pression, mais aussi l'allongement du diamètre opposé. C'est ce qui a lieu pour la cage thoracique du scoliotique, dont la circonférence, prise à l'aide du cyrtomètre de Woilliez, représente un ovale allongé à grand diamètre oblique. Le thorax est oblique-ovalaire comme certains bassins rachitiques. Ce grand diamètre va d'une gibbosité à l'autre; dans les scolioses droites, il s'étend de droite à gauche et d'arrière en avant; le diamètre rétréci, au contraire, coupe le précédent de gauche à droite et d'arrière en avant.

Disposition inverse des deux diamètres dans les scolioses gauches. (Voir nos observations.)

6° La diminution des diamètres verticaux. Le vertical postérieur doit sa diminution à sa déviation rachidienne, le vertical antérieur au raccourcissement ou à la flexion du sternum.

Mécanisme de la déformation. — L'inclinaison latérale et la torsion de la colonne vertébrale jouent le principal rôle dans la déformation thoracique.

L'inclinaison latérale seule suffirait pour modifier la configuration de la poitrine en produisant l'écartement et le soulèvement des côtes de la convexité, le rapprochement et l'abaissement des côtes de la concavité. Mais c'est surtout la torsion de l'épine, due à la rotation des vertèbres, qui détermine les déformations caractéristiques, que nous venons d'étudier.

Les côtes, qui sont fixées au rachis, participent au mouvement de rotation des vertèbres ; les unes, celles du côté convexe, sont projetées en arrière, les autres en avant. Les premières, en se recourbant au niveau de leur angle forment la gibbosité postérieure ; les secondes, refoulées directement en avant, donnent lieu à l'aplatissement postéro-latéral.

Par le fait de leur projection et de leur exagération de leur courbure en arrière, les côtes de la convexité exercent une forte traction sur leurs cartilages et ceux-ci se dépriment, ainsi se trouve produit l'aplatissement antérieur.

Les côtes de la concavité au contraire, refoulées en

avant, transmettent ce mouvement aux cartilages correspondants ; comprimés entre le sternum et l'extrémité
antérieure des côtes, ils s'incurvent et constituent la
saillie antérieure. Le sternum peut participer à la déformation et former le sommet de la gibbosité ; tantôt il
est bombé, tantot il est fléchi vers sa partie moyenne. Sa
direction est souvent oblique. Il fait rarement face à la
colonne dorsale.

On conçoit facilement que de telles modifications, apportées dans le squelette thoracique, produisent de
grands changements dans les organes respiratoires et
circulatoires.

Poumons. — Les poumons, organes très compressi-
bles, se moulent sur toutes les anfractuosités du thorax.
Ils diminuent de volume, surtout celui qui est en rapport avec la partie convexe de la colonne vertébrale. En
avant, ils diffèrent peu de l'état normal, mais en arrière
ils ont subi des changements importants. « Dans les
courbures dorsales droites, dit Bouvier, le poumon droit
est refoulé par les vertèbres. Le bord postérieur du médiastin est porté à droite avec le rachis. Cette cloison
devient très oblique, parfois transversale, son bord antérieur reste fixé au sternum. La partie postérieure du
poumon droit perd donc de son étendue transversale.
Cette réduction, peu marquée dans les déviations les
moins considérables, devient énorme dans les fortes
courbures. Le poumon ne représente alors en arrière,
qu'une lame mince, qu'une sorte de languette compacte,
privée d'air, située entre les côtes et les corps vertébraux,

ainsi que dans l'arrière-cavité du thorax, qui répond à la gibbosité. Toute la configuration de ce poumon est fort irrégulière ; elle est exactement moulée sur la configuration nouvelle du thorax. Son sommet et sa base, moins réduits, paraissent renflés parce qu'ils correspondent à la concavité des courbures sus et sous-aortiques, tandis que son milieu est comme étranglé vis-à-vis de la convexité de la courbure principale. Sa face externe se déprime par l'aplatissement latéral du demi-thorax droit ; sa face interne est excavée pour loger la saillie du rachis. Le poumon gauche, moins réduit que le droit, s'étend surtout en travers sous la concavité de la courbure dorsale, derrière le médiastin, et en partie derrière le poumon droit. Son épaisseur est diminuée dans le sens antéro-postérieur, par l'aplatissement des côtes et leur déplacement en avant ; la dépression est surtout marquée vis-à-vis de la crête saillante formée par les côtes plus déplacées. Le volume de ce poumon est aussi diminué latéralement. Dans les courbures dorsales gauches, c'est le poumon gauche qui est le plus déprimé ; il est moins à l'aise que le poumon droit dans les courbures à droite, à cause de la présence du cœur qui le refoule, ce qui n'est que faiblement compensé par la moindre influence du foie sur le demi-thorax gauche. Le poumon droit, dans ses courbures à gauche, offre la disposition qui appartient au poumon gauche dans les déviations à droite. »

Les deux poumons sont toujours réduits en hauteur par suite de l'ascension du diaphragme.

Indépendamment de ces modifications, les poumons

présentent toujours de l'emphysème disséminé et une congestion plus ou moins prononcée.

Cœur. — Par sa situation et sa mobilité, le cœur échappe à la pression directe des parois thoraciques. Aussi est-il rarement altéré dans sa forme et ses dimensions. Cependant, dans les cas de dépression très accentuée de la région précordiale, il peut être comprimé par le sternum ; mais la compression, au lieu de réduire son volume, tend plutôt à l'augmenter. La gêne circulatoire rend compte de ce fait. Dans les courbures dorsales gauches, le cœur se place à droite du rachis, dans la concavité de la courbure, comme en témoignent deux observations de Bouvier.

Le plus souvent, il est rapproché de la base du cou. Ce fait avait déjà été signalé par Morgagni dans sa quatrième lettre : « Spina autem et sternum quod segmentum annuli representabat, quanto magis curva erant, tanto magis summum diaphragmatis fornicem supremi, thoracis finibus propriorem faciebant ; ut cordis, quod potius magnum erat basis summa sui parte vix a jugulo tantillum distaret. » La lésion, que l'on rencontre le plus fréquemment, c'est la dilatation passive du cœur droit avec ou sans épaississement de ses parois. Habituellement la valvule tricuspide est insuffisante.

Le cœur gauche est souvent hypertrophié, mais la valvule mitrale est saine ; quelquefois on constate l'insuffisance de l'orifice aortique.

Vaisseaux. — Dans les courbures droites, l'aorte suit toujours les inflexions du rachis et se moule sur la concavité de la courbure. Il n'est pas rare de rencontrer, dans les déviations angulaires de la colonne dorsale, un pli de la paroi artérielle faisant saillie dans la lumière du vaisseau.

Dans les scolioses gauches légères, l'aorte conserve ses rapports ordinaires avec le rachis, mais, dans les courbures considérables, elle croise la colonne et se place à droite des vertèbres. La crosse aortique est souvent diminuée de hauteur et le tronc brachéo-céphalique raccourci.

L'artère pulmonaire est normale.

DÉVIATIONS ANTÉRO-POSTÉRIEURES.

CYPHOSE.

La cyphose, ou déviation à convexité postérieure, est la plus commune des courbures antéropostérieures du rachis.

Limitée à la région dorsale, elle n'est que l'exagération de la courbure dorsale physiologique.

Lorsque les régions cervicale, dorsale et lombaire prennent part à la déviation, on dit que la cyphose est générale.

Comme pour la scoliose, nous ne nous occuperons que des cyphoses confirmées où les déformations soient assez prononcées pour déterminer des accidents pulmonaires ou cardiaques.

Dans la cyphose, la colonne vertébrale présente des lésions caractéristiques.

Les corps vertébraux et les ménisques ligamenteux sont usés, amincis à leur partie antérieure. Ils ont la forme de coins à base dirigée en arrière.

Cette diminution de hauteur en avant de la colonne entraîne avec elle l'écartement des apophyses transverses et des apophyses épineuses, le raccourcissement et l'élargissement des lames correspondantes.

Les ligaments antérieurs sont rétractés; les postérieurs, au contraire, sont distendus et allongés.

Les vertèbres déformées sont par ordre de fréquence : les sixième, cinquième, septième et huitième dorsales, puis les quatrième, neuvième, dixième, enfin la troisième dorsale, et les sixième et septième cervicales (Bouvier).

Les cyphoses anciennes peuvent s'accompagner de l'ankylose des corps vertébraux. Tantôt l'ankylose est périphérique, le ligament artériel antérieur s'étant seul ossifié, tantôt elle est centrale ou par fusion; dans ce cas les corps des vertèbres se soudent par leur face supérieure et inférieure.

Comme bel exemple de cyphose générale avec ankylose de toutes les vertèbres, des côtes et des os du bassin, on cite toujours le squelette de Séraphin. (N° 652 a. Musée Dupuytren.)

Déformation du thorax chez les cyphotiques.

Thorax déformé par rétrécissement du diamètre transversal
(Fig. 2).

Lorsque la cyphose occupe la région dorsale tout entière et que la flèche de sa courbure est courte, la cage thoracique est peu modifiée.

Mais si la courbure, n'intéressant qu'un petit nombre de vertèbres, est exagérée, la cyphose finit par amener des déformations notables dans la configuration du thorax.

Les côtes, très écartées en arrière, se rapprochent en avant ; leur courbure s'efface, et tandis que les premières côtes sont à peu près perpendiculaires au rachis, les dernières prennent une direction oblique, presque parallèle à la colonne vertébrale.

Cette disposition entraîne une diminution du diamètre transversal et un accroissement de son diamètre antéro-postérieur. Le diamètre transverse est d'autant plus rétréci qu'on le mesure plus près de la base de la poitrine. « Ainsi, sur un adulte atteint de cyphose dorso-lombaire (534 a, musée Dupuytren), on trouve pour le diamètre transverse 21 centimètres à la septième côte, 19 centimètres à la neuvième, 17 à la dixième, 12 au niveau de la onzième ; pour le diamètre antéro-postérieur, 19 centimètres. » (Bouvier et Bouland.)

Sur une coupe transversale, le thorax cyphotique se rapproche de la forme d'un ovoïde à grosse extrémité postérieure.

Le sternum, refoulé en avant par les côtes devenues presque rectilignes, tend à prendre une forme bombée, comme chez les oiseaux.

Dans ce genre de déformation, les poumons sont aplatis latéralement, et leur volume est toujours moindre qu'à l'état normal. Le cœur est dilaté ou hypertro-

phié, il occupe la gouttière formée par le sternum.
Comme dans la scoliose, souvent la valvule tricuspide
est insuffisante.

La déformation thoracique spéciale que l'on observe
chez les enfants rachitiques, appartient à cette variété
de déformation par rétrécissement du diamètre transversal. Chez ces enfants, il existe toujours un certain
degré de cyphose ; leur rachis décrit une courbe à concavité antérieure. Cette courbe est faible, il est vrai, et
paraîtrait normale chez un adulte ; mais il faut se rappeler que les courbures antéro-postérieures de la colonne
vertébrale sont tellement peu sensibles chez l'enfant,
qu'elles ont été longtemps niées par les anatomistes, et
qu'une courbure visible peut être regardée comme une
courbure anormale.

Cette courbure est si nette chez les enfants rachitiques, que Trousseau (1) dit, en parlant de leur rachis :
« En arrière, la concavité naturelle de la région cervicale du rachis est singulièrement exagérée, en même
temps que la convexité de la région dorsale fait une saillie anormale, une gibbosité plus ou moins prononcée. »
Cette courbure peut même passer inaperçue à l'examen
pendant la vie, et n'être appréciable qu'à l'autopsie,
comme l'indique une observation (voir obs. VIII), présentée en 1865 à la Société anatomique par M. Damaschino.

La colonne vertébrale est donc atteinte de cyphose
chez les enfants rachitiques, non pas de cyphose par dé-

(1) Trousseau. Clinique médicale de l'Hôtel-Dieu.

formation, comme celle que nous avons étudiée précédemment, mais de cyphose par flexion due à la lésion rachitique combinée avec la faiblesse des muscles sacrospinaux.

Rappelons en quoi consiste la déformation thoracique chez l'enfant : la poitrine présente un aplatissement très marqué sur les côtés, surtout au niveau des aisselles où le diamètre transversal est considérablement diminué.

A la jonction des côtes et des cartilages costaux, il existe une série de petites nodosités dont l'ensemble forme ce que l'on a appelé le chapelet rachitique. Le sternum, qui est fortement cintré et projeté en avant, donne au thorax l'aspect d'une poitrine de pigeon, d'un bréchet d'oiseau. A un degré plus avancé, il se forme sur les côtés du thorax une gouttière verticale due au relâchement des articulations chondro-costales et à l'enfoncement des côtes.

C'est à ce niveau que la poitrine est le plus rétrécie.

On a attribué cette déformation à différentes causes : d'abord à la pression atmosphérique qui agit sur les parois flexibles de la poitrine au moment de l'inspiration, puis à la pression excentrique exercée par le foie et la rate sur les dernières côtes, enfin aux tractions du diaphragme.

La théorie de la déformation par pression atmosphérique a été imaginée par Schaw. Voici en quoi elle consiste : au moment de la dilatation thoracique, l'air qui pénètre dans le poumon exerce sur les parois du thorax une pression de dedans en dehors ; cette pression, toutefois, serait impuissante à équilibrer celle de l'atmosphère qui agit à l'extérieur si, à l'état normal, ce défaut d'équilibre n'était pas compensé par la résistance de la cage osseuse et musculaire. Dans le rachitisme, cette résistance serait insuffisante pour supporter la pression atmosphérique, par suite de la faible consistance des os, d'où déformation des arcs costaux au niveau de leur partie moyenne, c'est-à-dire là où ils ne sont pas soutenus.

Cette théorie nous paraît en contradiction avec les lois ordinaires de la physique. Pourquoi la pression intérieure n'équilibrerait-elle pas la pression extérieure, s'il n'y avait pas intervention d'une paroi solide ?

On sait que lorsqu'un récipient communique avec l'air, la pression atmosphérique extérieure contrebalance la pression intérieure ; ces deux forces se neutralisant, la paroi n'est nullement influencée. Il faut qu'il y ait un vide réel dans le récipient pour que sa paroi supporte une pression extérieure, pression qui se traduira par un affaissement de la paroi, si celle-ci est flexible et élastique.

La cage thoracique et les poumons réalisent les conditions d'un récipient en communication avec l'air. L'intérieur des bronches, divisions bronchiques et alvéoles représente l'intérieur du récipient, la paroi thoracique, unie à la surface pulmonaire, en forment la paroi. On nous objectera, peut-être, que nous ne tenons pas compte d'un autre facteur, la cavité pleurale. On sait qu'à l'état physiologique, cette cavité est nulle, qu'elle n'existe qu'à l'état virtuel, que le feuillet viscéral est continuellement en contact avec le feuillet pariétal, que les mouvements de la paroi thoracique et du poumon sont solidaires l'un de l'autre et, qu'en conséquence, il y a lieu d'en faire abstraction et de regarder la paroi thoracique comme ne faisant qu'un avec la surface pulmonaire. Quelle que soit donc la faiblesse des parois thoraciques, que cette faiblesse soit due au rachitisme ou à toute autre cause, cette paroi ne peut jamais être déprimée à l'état normal, par le fait de la pression atmosphérique, car il y a toujours équilibre entre la pression intérieure et extérieure.

Nous croyons pouvoir expliquer cette déformation, par la courbure même du rachis.

La courbure dorsale détermine le changement de direction et de courbure des côtes. Projetées en avant, elles refoulent le sternum, qui exécute un mouvemen de bascule d'arrière en avant autour d'un axe passant par les articulations sterno-claviculaires; en même temps, elles deviennent rectilignes. Cette rectitude paraît d'autant plus manifeste que les côtes sont plus courtes, d'où aplatissement très marqué surtout au niveau des aisselles.

Dans une période plus avancée, le sternum, qui supporte le poids des viscères thoraciques surtout du cœur, par suite de l'attitude penchée du malade, exerce sur les cartilages costaux une traction, qui retentit surtout sur les articulations chondro-costales. Ce tiraillement produit le relâchement de ces articulations et consécutivement l'enfoncement des côtes et la formation d'une gouttière verticale à ce niveau.

Les altérations pulmonaires et cardiaques qu'on rencontre dans ce genre de déformation ont été bien étudiées par Barthez et Rilliet (1).

Le cœur est toujours rapproché de la paroi thoracique et logé dans la gouttière formée par le sternum et les cartilages costaux. Le rétrécissement de la poitrine entraîne une gêne de la circulation en retour et le cœur se dilate. Les poumons sont notablement diminués de volume ; il existe de l'emphysème, de la congestion. (Voir obs. VIII.)

LORDOSE.

Dans la lordose, le rachis décrit un arc à convexité antérieure.

L'existence d'une lordose dorsale primitive est niée par la plupart des auteurs. Les faits, cités par Duverney, Cl. Benard, Delpech, sont sujets à discussion. Une lordose dorsale compense souvent une cyphose dorso-lombaire : c'est cette lordose dorsale de compensation que nous envisagerons ici.

Les principales lésions de la lordose sont : une prédominance de hauteur très accusée en avant des corps vertébraux et des fibro-cartilages. C'est cette différence de hauteur entre les faces antérieures et postérieures des vertèbres qui détermine l'exagération de la courbure du rachis en arrière. Comme lésions secondaires, indiquons la diminution de longueur et le rapprochement des apophyses épineuses, le contact des apophyses trans-

(1) Journ. des Connaissances médico-chirurgicales, avril 1840.

verses avec les vertèbres voisines, le léger écrasement des lames vertébrales, la rétraction des ligaments en arrière et leur distension en avant.

Déformation du thorax dans la lordose.

Thorax déformé par rétrécissement du diamètre antéro-postérieur (fig. 3).

Dans la lordose dorsale, le thorax présente un aplatissement très marqué de la poitrine d'avant en arrière. Les côtes sont très incurvées dans la région postérieure.

Le diamètre sterno-vertébral se trouve notablement rétréci par le fait de la proéminence du rachis dans la cage thoracique. Bouvier et P. Bouland ont trouvé que « sur le n° 539 du musée Dupuytren, la distance entre la face postérieure du sternum et la face antérieure du sixième corps vertébral est réduite à 7 centimètres, et que celle de l'appendice xiphoïde au huitième corps est de 105 millimètres seulement. Sur le n° 715 du même musée, ce dernier diamètre est encore plus petit, il mesure 82 millimètres. Enfin, sur une autre pièce de la même collection n° 46, il n'y a que 36 millimètres entre le sternum et le rachis au niveau du septième corps vertébral, et 70 millimètres entre le bas du sternum et le douzième corps. »

Les diamètres verticaux n'ont pas changé. Le diamètre transversal est un peu allongé. Une section horizontale du thorax au niveau de la sixième dorsale « donne de son contour une figure uniforme. »

Le sternum, tiraillé par les muscles abdominaux, s'infléchit d'avant en arrière et tend à prendre une forme convexe.

Delpech cite l'exemple d'un malade chez qui le sternum était déprimé, et cette dépression était telle « que le cœur était comme renfermé dans un cerceau, formé par les côtes gauches, beaucoup plus arquées qu'à l'ordinaire. de sorte que ia main embrassait l'espèce de cylindre qui logeait le principal mobile de la circulation. »

CHAPITRE III.

Physiologie pathologique et symptomatologie.

Le fait qui domine dans toutes ces déformations thoraciques c'est l'immobilisation des côtes.

Les côtes n'obéissent plus à l'action des muscles inspirateurs, aussi l'agrandissement de la poitrine ne peut-il plus se faire, suivant ses diamètres antéro-postérieur et transversal. L'augmentation verticale du thorax est seule possible par la contraction du diaphragme. La respiration prend le type abdominal, comme l'indiquent la plupart de nos observations.

Par suite de cette respiration diaphragmatique, la quantité d'air mise en contact avec le poumon, dans un temps donné, est insuffisante pour suffire aux besoins de l'hématose et le malade est forcé d'augmenter le nombre de ses mouvements respiratoires pour fournir à l'organisme la quantité d'oxygène nécessaire à ses combustions.

L'immobilisation costale est donc une première cause de dyspnée à laquelle vient s'en ajouter une autre : le rétrécissement du champ respiratoire, par diminution du volume des poumons.

Cette diminution n'est qu'une conséquence de l'immobilisation des côtes.

L'accroissement du thorax ne se faisant plus que suivant son diamètre vertical, la quantité d'air introduite dans les poumons à chaque inspiration est bien inférieure à celle qu'ils pourraient recevoir, si la poitrine pouvait se dilater suivant tous ses diamètres.

Toute la masse pulmonaire n'est donc pas utilisée pour les échanges gazeux ; il en résulte qu'une partie du poumon s'accommode à la quantité d'air qui pénètre à chaque inspiration et que le reste s'atrophie. Dans les scolioses très prononcées, l'atrophie est encore produite par la compression du poumon entre la paroi thoracique et la colonne vertébrale déviée.

Les efforts d'inspiration, nécessités par ce défaut d'ampliation du thorax, déterminent de l'emphysème qui contribue aussi à abaisser la capacité pulmonaire. Cette diminution de la capacité pulmonaire se démontre par les mensurations spirométriques. Schneevogt (1), a obtenu les résultats suivants chez trois scoliotiques :

N° 1. Agé de 26 ans, taille 1 m. 59 : capacité thoracique, 2,600 au lieu de 2,800 cent. cubes.

N° 2. Agé de 65 ans, taille 1 m. 53 : capacité thoracique, 2,100 au lieu de 2,500 cent. cubes.

N° 3. Agé de 37 ans, taille 1 m. 60 : capacité thoracique : 1,350 au lieu de 2,850 cent. cubes.

L'immobilisation costale, la diminution de volume des poumons, l'emphysème, expliquent cette dyspnée habituelle, que l'on rencontre chez tous les malades. Elle apparaît ordinairement au moment où la déformation thoracique atteint son maximum, c'est-à-dire, comme la

(1) Schneevogt. Henle Zeit. für rationn. med., 1854.

plupart de nos observations en font foi, de 15 à 18 ans. Les sujets se plaignent d'avoir l'haleine courte, d'être facilement essoufflés. Le moindre effort musculaire ou respiratoire, tel que l'ascension d'un escalier, une course rapide, le chant, etc., exagère cette dyspnée.

Cette accélération du rythme respiratoire est surtout manifeste dans les déformations thoraciques où le diamètre transverse est diminué (obs. II, IX, XV).

A voir les malades pendant cette période, on pourrait les croire atteints d'un accès d'asthme ou d'une affection pulmonaire incompatible avec la vie, il n'en est rien. Malgré cette dyspnée, ils continuent à vaquer à leurs occupations, et, en les interrogeant, on est étonné d'apprendre qu'ils sont depuis longtemps dans cet état et que cela ne les inquiète pas trop.

C'est qu'il y a eu adaptation, accommodation de l'organisme à cette gêne respiratoire. Tels sont les symptômes de la première période pendant laquelle la fonction respiratoire seule est troublée. Les palpitations fréquentes que l'on observe pendant cette période sont indépendantes de toute lésion cardiaque et sont dues au déplacement du cœur par les parois thoraciques déformées.

Mais le poumon et le cœur sont si étroitement unis, que les altérations de l'un de ces organes retentissent habituellement sur l'autre.

L'aspiration thoracique, nécessaire à la progression du sang dans les poumons, comme l'ont si bien démontré les expériences de François Franck et les travaux de Héger (1875), d'Arsonval (1877), de Lalesque (1881), est presque nulle dans un thorax déformé, aussi le sang circule-t-il difficilement dans le poumon. Il s'accumule dans le réseau pulmonaire, et cette stase sanguine se propage jusqu'au cœur droit. Les cavités droites du cœur, impuissantes à refouler devant elle la masse sanguine, se laissent dilater, et cette dilatation ne tarde pas à forcer l'orifice tricuspidien, dont la valvule devient insuffisante. L'auscultation révèle alors les signes de cette insuffisance, c'est-à-dire un souffle systolique à la pointe et à maximum xiphoïdien. Ce souffle est doux et grave, ce qui le différencie du souffle de l'insuffisance mitrale qui est plus rude, aigu et sibilant. (Potain.)

Quelques malades présentent le vrai pouls veineux des jugulaires et des battements hépatiques, symptômes qui indiquent d'une manière évidente le reflux de l'ondée sanguine dans le système veineux par le fait de l'insuffisance tricuspide.

Les parois du cœur dilaté ne tardent pas à augmenter d'épaisseur ; la résistance, opposée au passage du sang dans les poumons, augmente la pression dans les cavités droites ; le ventricule droit cherche à surmonter cette pression par une contraction exagérée ; de là, irritation fonctionnelle, et à sa suite, hypertrophie du cœur.

C'est pendant cette seconde période que les malades sont prédisposés aux palpitations, aux douleurs précordiales, aux syncopes, aux hémorrhagies.

Les troubles fonctionnels que nous venons d'examiner sont ceux que l'on rencontre d'ordinaire, comme le montrent nos observations. Ils suivent la marche que nous

avons indiquée : altérations pulmonaires d'abord, lésions cardiaques ensuite.

Mais on peut se demander si les troubles circulatoires
sont toujours subordonnés aux troubles pulmonaires, si
le cœur ne peut être directement influencé par les pression des parois thoraciques déformées.

Nous avons vu, en étudiant l'anatomie pathologique
de la scoliose, que le cœur était moins influencé que le
poumon par la déformation thoracique et que sa situation lui permettait d'échapper souvent à toute cause de
compression. Cruveilhier (1) avait déjà remarqué « que,
dans le rachitisme de la colonne vertébrale, le cœur lut-
tait contre tous les obstacles, contre toutes les causes de
compression, et que la déformation de la cage thoracique
portait plutôt sur la portion pulmonaire que sur la portion cardiaque ». Il arrive cependant des cas où le cœur
se trouve comprimé par le rapprochement extrème des
parois antérieure et postérieure du demi-thorax gauche
déformé ; cette compression devient alors une cause de
dégénérescence graisseuse du cœur et de mort prématu-
rée, comme Bouvier et P. Bouland en ont observé des
exemples.

Le changement de situation de l'aorte dans la scoliose,
la diminution de hauteur de sa crosse, son rapprochement de la base du cou, peuvent modifier ses signes stéthoscopiques habituels et en imposer pour un anévrysme
de la crosse aortique. Il existe, parfois dans le deuxième
espace intercostal droit, une tumeur pulsatile, à frémissement vibratoire, à double souffle. Balfour, dans

(1) Cruveilher. Anat. path., t. II.

une de ses leçons cliniques, a attiré l'attention sur cette particularité et sur la difficulté du diagnostic en pareil cas. Il a montré que ces phénomènes s'observent non seulement quand on a affaire à des rachitiques avec scoliose prononcée et déformation considérable du thorax, mais même dans les cas où la poitrine est peu déformée. Il insiste surtout sur ce fait, que des battements dans un espace intercostal, même sur le trajet de l'aorte, n'indiquent pas nécessairement un anévrysme, quand le thorax est mal conformé.

Les malades qui présentent ces signes ont une insuffisance aortique. Le double souffle serait dû à l'exagération de courbure de l'aorte, ce qui donne lieu à un rétrécissement de son calibre et par suite au double murmure.

Nous avons cru intéressant de citer à la fin de ce travail deux observations de Balfour.

Qu'il existe une lésion tricuspidienne ou aortique, les malades peuvent présenter pendant des années une bonne santé relative, mais il arrive un moment où l'équilibre entre la puissance cardiaque et la gêne pulmonaire se rompt; alors apparaissent tous les signes de l'asystolie, œdèmes généralisés, cyanose, dyspnée intense, etc. Pour ne pas sortir des limites que nous nous sommes imposées, nous ne rappellerons pas que les altérations pulmonaires consécutives aux déformations du thorax créent une sorte d'opportunité morbide pour toutes les affections pulmonaires et que les maladies du poumon les plus légères en apparence peuvent avoir des conséquences graves.

CHAPITRE IV.

Traitement.

Lorsque, chez un jeune sujet, on reconnaît les signes d'une déformation commençante, on doit : 1° instituer un traitement général, destiné à combattre la cause première de la déformation, le rachitisme ; 2° agir sur l'état local par des moyens orthopédiques appropriés.

On remplira la première indication en plaçant le malade dans les meilleures conditions possibles d'habitation et d'aération. On conseillera les bains de mer, les bains sulfureux, les douches. On y ajoutera une alimentation choisie, l'emploi des toniques, des amers, des préparations ferrugineuses, du phosphate de chaux, de l'huile de foie de morue, regardée par beaucoup de médecins comme le spécifique du rachitisme.

Pour agir directement sur les déformations thoraciques, on utilisera les différents appareils orthopédiques imaginés pour soutenir et redresser la colonne vertébrale. Ces appareils varient avec le genre de déviation.

Dans les déformations cyphotiques, on fera usage de l'appareil de Sayre ou de self-suspension. On conseillera en outre des exercices gymnastiques variés, appliqués d'une façon rationnelle, de façon à amener le redressement de la colonne vertébrale. Les malades coucheront sur un matelas de crin dur et résistant, sans oreiller et traversin, de manière à obtenir le décubitus horizontal aussi parfait que possible (Duplay).

Dans les cas de cyphose très prononcée, on utilisera les corsets de Lebelleguie ou de Bigg. Horoch (de Vienne) emploie avec succès des corsages faits avec un feutre plastique et poreux, imprégné de laque en écailles.

Dans la lordose, on fera porter des corsets ou ceintures, construits de façon à repousser en arrière la partie convexe du rachis par une pression en sens inverse sur les deux extrémités de l'arc. La meilleure ceinture est celle de Bigg et Erichsen.

La scoliose étant la déviation que l'on rencontre le plus souvent, il est important de connaître les méthodes principales employées dans le traitement de cette déformation. Elles sont au nombre de trois : la méthode d'extension, les pressions, la méthode d'inclinaison.

Extension. — Pendant longtemps on pratiqua l'extension dans la position verticale. On avait construit à cet effet un certain nombre d'appareils, qui ne remplissaient pas le but que l'on se proposait ; ils soutenaient faiblement le rachis sans le redresser, aussi ont-ils été justement abandonnés.

Comme moyen efficace d'extension verticale, il y a les exercices gymnastiques qui consistent à faire porter sur les bras tout le poids du corps (barres parallèles, trapèze, échelles, anneaux). (Dubrueil.)

L'extension dans la position horizontale a donné de meilleurs résultats ; elle se fait à l'aide de lits orthopédiques, dits lits à extension. Ces lits se composent d'un sommier que l'on peut incliner à volonté et d'appareils à extension et à contre-extension. Le malade porte autour des hanches une ceinture solide à laquelle sont fixés des liens, qui se rendent, soit à un treuil, soit à des poids, après s'être réfléchis sur une poulie fixée au pied du lit. Les liens qui font la contre-extension se rendent de la tête du lit à un collier de cuir ou à un casque qui prend son point d'appui sur le menton du malade.

Bonnet plaçait ses malades dans une grande gouttière et pratiquait l'extension au moyen de poids, comme pour les fractures du col fémoral.

La méthode d'extension dans la position horizontale rend de grands services, lorsqu'on la combine avec l'emploi des autres moyens, corsets, ceintures, etc.

Pressions latérales. — Les pressions latérales s'exercent à l'aide de corsets ou de ceintures à levier. La disposition générale de ceintures est la suivante : « Un point d'appui solide est pris sur le bassin ; de là part une tige résistante, en forme de levier, qui s'arrête au niveau de la concavité de la courbure. En ce point s'attache une ceinture qui presse, au moyen d'une pelote, sur la convexité de la courbe. De cette façon, une pression constante est exercée sur le point dévié, et les mouvements sont parfaitement libres. » (Duplay.) Citons comme appareils à pressions les corsets de Hossard, Bigg, Andrews, Bonnet, Duchenne, Bouvier, Goldschmit, Ducresson, etc. Dubrueil (1) recommande ce dernier appareil :

(1) Dubrueil. Eléments d'orthopédie.

« il s'applique facilement, exerce une pression convenable, se dérange fort peu et a l'avantage de dissimuler la difformité ».

C'est en combinant la méthode des ceintures à levier avec l'extension horizontale que l'on obtient les meilleurs résultats. Signalons comme lits à extension et à pression les lits de Bouvier et de Bigg.

Inclinaison. — Maintenir le tronc incliné du côté vers lequel il penche naturellement avec pression sur le sommet de la convexité de la courbure, tel est le principe de la méthode d'inclinaison. Ce procédé convient surtout pour les scolioses à courbure dorsale principale. (Bouvier et P. Bouland.) Les appareils à inclinaison couramment employés sont ceux de Delpech, Hossard, Guérin, Mathieu.

Comme nous l'avons dit en commençant, les différents moyens que nous venons de passer en revue ne peuvent être utilisés que pendant la période active de déformation, c'est-à-dire jusqu'à 20 ans.

Mais lorsque la déformation n'est plus justiciable d'aucun traitement orthopédique, on cherche à combattre les troubles fonctionnels, inhérents à un thorax déformé, par une hygiène bien comprise et des agents médicamenteux appropriés.

Le séjour dans un climat tempéré, l'air de la campagne, une alimentation suffisante et choisie, un exercice musculaire modéré, l'hydrothérapie, l'excitation des téguments par des frictions sèches, telles sont les principales conditions du traitement hygiénique.

On modifiera heureusement la dyspnée habituelle, dont

souffrent les malades, en recourant aux préparations arsénicales, principalement aux eaux minérales (le Mont-Dore, la Bourboule, Plombières, Bussang, Cransac).

L'iodure de potassium, préconisé par M. G. Sée, dans le traitement de l'asthme, pourra également rendre de grands services.

Les bains d'air comprimé, les inhalations d'oxygène, tout en favorisant la nutrition générale, faciliteront aussi la respiration.

Dans certains cas, on pourra faire appel aux révulsifs.

Contre les palpitations, on donnera la digitale.

Enfin, lorsqu'apparaissent les signes de l'asystolie (dyspnée extrême, cyanose, anasarque, etc.), on s'adresse aux moyens thérapeutiques usités en pareil cas : digitale, purgatifs drastiques, diurétiques, émissions locales ou générales, etc.

OBSERVATIONS

———

OBSERVATION I (personnelle).

Scoliose droite compliquée de cyphose.

D... (Désiré), 30 ans, plumassier, entré le 13 janvier 1883 à Laennec, salle Trousseau, lit 27, service de M. le professeur Damaschino.

Antécédents héréditaires. — Père tuberculeux et rachitique (jambes torses). Mère morte d'une bronchite spécifique.

Antécédents personnels. — Aucune déformation rachitique à sa naissance. Manifestations strumeuses dans son enfance. Rougeole à l'âge de 7 ans. Blennorrhagie à 22 ans. Aucune trace de syphilis. Rhumatisme aigu généralisé à 28 ans, récidive à 30 ans. Bronchites fréquentes.

Sa taille a commencé à se dévier dans le courant de sa cinquième année, et il attribue son infirmité à une chute qu'il fit dans une cave à l'âge de 4 ans. Remarquons qu'après cette chute, il n'a ni souffert, ni gardé le lit. A l'âge de 7 ans, il avait une épaule manifestement plus haute que l'autre, aussi ses parents lui faisaient-ils des observations « de ce qu'il se tenait si mal ». A 11 ans, il apprit le métier de bijoutier, et, à partir de ce moment, sa difformité ne fit que s'accroître. Il était déjà sujet, à cette époque, à des accès d'oppression qui le forcèrent à renoncer à cette profession vers l'âge de 15 ans. Il se fit plumassier. Depuis l'âge de 18 ans, la déformation n'a pas augmenté.

État actuel. — Ce malade est atteint d'une scoliose droite compliquée de cyphose. Le rachis, dans sa portion dorsale, est porté à droite et forme une courbure à concavité gauche. Il est en même temps incurvé en arrière. Dans la région lombaire, il existe une légère courbure de compensation gauche. L'incurvation dorsale commence à partir de la cinquième vertèbre de cette région et paraît s'étendre jusqu'à la première lombaire où se forme une courbure secondaire. Sur la moitié droite et postérieure du thorax, au niveau de la convexité scoliotique, existe une énorme gibbosité presque conique, d'autant plus apparente que le côté gauche opposé de la poitrine est fortement aplati et déprimé. En avant, le sternum, qui a perdu sa hauteur normale, est fortement bombé ; il forme le sommet d'une saillie antérieure gauche diamétralement opposée à la gibbosité postérieure. A droite du sternum, la paroi thoracique est légèrement affaissée. Les espaces intercostaux gauches sont complètement effacés. La circonférence du thorax, prise à l'aide d'un cyrtomètre, représente un ovale à grand diamètre oblique d'arrière en avant et de droite à gauche. Le diamètre oblique postéro-droit est notablement raccourci ; le sterno-vertébral est augmenté, les deux diamètres verticaux sont diminués.

La respiration est surtout abdominale ; dans les fortes inspirations, il y a un soulèvement total de la cage thoracique.

Le malade est habituellement dyspnéique. Il se plaint toujours d'avoir l'haleine courte, d'être sujet à des palpitations, à des accès d'oppression.

La percussion, au niveau de la gibbosité, donne lieu à de la matité ; dans tout le côté gauche et dans toute la région antérieure de la poitrine, on constate une augmentation de la sonorité.

L'auscultation révèle une diminution considérable du murmure vésiculaire à droite, c'est-à dire du côté de la gibbosité, et de la respiration exagérée du côté concave et en avant.

Hollenfeltz. 4

Matité précordiale normale. Le cœur ne présente aucun bruit pathologique.

Membres droits.

OBSERVATION II (personnelle).

Cyphose dorsale.

A... (Sylvestre), 22 ans, horloger, entré le 6 mars 1885, salle Bayle, service de M. le professeur Damaschino.

Les antécédents héréditaires de ce malade ne présentent rien de particulier.

Il n'a fait aucune maladie grave dans son enfance. Il s'est toujours bien porté jusqu'à l'âge de 8 ans et paraissait bien conformé. Mais, à partir de cet âge, il a commencé à tousser, à éprouver de la gêne respiratoire, à se courber. Différents médecins le traitèrent, mais aucun ne lui fit porter le corset orthopédique. Jusqu'à 18 ans, il ne put se livrer à aucun travail, il se trouvait trop faible, dit-il. Le moindre effort, la moindre fatigue déterminaient chez lui des accès dyspnéiques, simulant l'asthme, et des palpitations. De 18 ans à 22 ans, il se porta relativement bien, à part un peu de dyspnée, et il put exercer le métier d'horloger. Mais il fut forcé de renoncer à tout travail il y a six mois : il ressentait une oppression telle qu'il dut s'aliter. Il resta pendant quelque temps à l'hôpital Rothschild, puis vint à Laennec.

Etat actuel. — L'inspection de la poitrine révèle à première vue un rétrécissement notable du diamètre transversal avec augmentation du diamètre sterno-vertébral. La face antérieure de la poitrine est légèrement bombée, les parties latérales sont aplaties. En arrière, les deux moitiés du thorax ne sont pas parfaitement symétriques. Le côté gauche est un peu plus saillant que le droit. La base du thorax, prise avec le cyrtomètre, représente un ovoïde à grosse extrémité postérieure. Le grand diamètre de cet ovoïde s'étend de la colonne vertébrale au sternum. La colonne dorsale forme une courbure peu prononcée à convexité postérieure.

Au moment où nous examinons le malade, il est d'une pâleur extrême et en proie à une dyspnée intense; il peut à peine parler. La respiration est diaphragmatique. L'épigastre se déprime fortement à chaque inspiration. On peut compter de 40 à 50 inspirations par minute. Cette dyspnée est telle qu'il ne peut rester au lit que dans la position assise.

Il y a exagération de la sonorité à la percussion du thorax. A l'auscultation, on entend à peine le murmure vésiculaire en arrière; en avant, l'inspiration est brève et humée, l'expiration rude et prolongée.

Les bruits du cœur sont sourds et paraissent normaux. Aucun souffle au niveau de l'appendice xiphoïde. La matité précordiale est normale.

Bronchorrée depuis six mois. Expectore tous les matins la contenance d'un demi-litre.

Les membres ne présentent aucune trace de courbure rachitique.

OBSERVATION III (personnelle).

Scoliose gauche.

Pierre V..., tisseur, 46 ans, entré le 16 juillet 1883, salle Becquerel, à Laennec, service de M. le professeur Ball.

Parents bien portants. N'a fait aucune maladie grave dans son enfance. A 4 ans, s'enfuit de la maison paternelle et devient clown dans un cirque. Il attribue les déformations de ses membres aux exercices, « aux tours » qu'on lui faisait faire. A 8 ans, il fait une chute de cheval, et, à partir de ce moment, sa taille commence à se dévier. Il retourne alors chez ses parents, qui l'envoient à l'Hôtel-Dieu, où on lui fait porter un corset orthopédique, qu'il conserve pendant six ans. A 18 ans, il était complètement déformé. A 24 ans, fièvre typhoïde. Il n'a jamais eu la syphilis. S'est plaint quelquefois de douleurs rhumatoïdes dans les articulations de l'épaule. Il a toujours eu la respiration courte depuis qu'il est difforme ; le moindre effort musculaire lui cause de l'essoufflement, des palpitations. Il a eu une fluxion de poitrine il y a cinq ans, et, depuis lors, ne s'est jamais complètement remis. Il est continuellement dyspnéique, et cette dyspnée revêt parfois les caractères d'un véritable accès d'asthme. Pour calmer ou prévenir ces accès, il se fait jusqu'à quatre piqûres de morphine par jour.

Le rachis décrit dans la région dorsale une courbe à convexité gauche ; il forme en même temps une légère courbe à concavité antérieure. Cette scoliose s'accompagne donc d'un peu de cyphose. Il existe à gauche de la colonne dorsale ainsi incurvée, une énorme saillie; à droite, le thorax est très déprimé et affaissé, les côtes sont rapprochées les unes des autres et refoulées en avant. La poitrine présente en avant, à droite du sternum, au niveau des cartilages costaux des 5e, 6e et 7o côtes, une saillie moins prononcée que la postérieure et diamétralement opposée à cette dernière suivant une ligne oblique. Légère dépression à gauche du sternum. Le sternum est un peu bombé en avant. La poitrine est rétrécie suivant la ligne qui réunit les deux dépressions du thorax et allongée suivant celle qui correspond aux deux gibbosités. En prenant la circonférence du thorax avec un cyrtomètre, on obtient une figure elliptique, dont le grand axe va d'arrière en avant et de gauche à droite. En arrière, respiration exagérée à droite, nulle à gauche. En avant, inspiration humée, expiration prolongée. Matité cardiaque s'étendant à deux centimètres à droite du sternum. Bruits du cœur bien frappés. Léger prolongement du premier bruit au niveau de l'appendice xiphoïde.

Absence de pouls veineux et de battements hépatiques. Les membres supérieurs et inférieurs présentent des courbures rachitiques.

Observation IV (personnelle).

Scoliose droite.

Catherine Balché, blanchisseuse, 29 ans, entrée salle Guersant, service de M. le professeur Damaschino, le 17 décembre 1884.

Parents bien portants.

A marché à l'âge de 8 mois; à 9 mois, s'est arrêtée à la suite de convulsions. A été nouée dans son enfance, ses jambes ont toujours été incurvées. Fièvre typhoïde à l'âge de 10 ans. Pleurésie gauche il y a trois ans. Toujours bien réglée depuis l'âge de 12 ans.

A la suite d'une chute sur des cailloux à l'âge de 17 ans, sa taille a commencé à se dévier.

A 20 ans, la déformation était complète.

A 24 ans, après des couches faciles, donne naissance à un enfant qui pesait 6 livres. Cet enfant est mort de méningite a 18 mois.

Il y a un an, nouvelle grossesse; enfant bien portant, sans aucune déformation rachitique.

Depuis un an, la malade a beaucoup maigri; elle tousse et ses crachats sont souvent striés de sang. Sueurs nocturnes. Elle se plaint d'avoir souvent l'haleine courte et d'éprouver parfois comme des accès de suffocation. Le soir, a souvent des palpitations. Le rachis décrit une courbe à convexité droite, dont le sommet correspond à la sixième dorsale. La colonne lombaire présente une courbure inverse. Gibbosité postérieure très prononcée, repoussant l'omoplate en dehors. Dépression de la paroi thoracique au niveau de la concavité rachidienne. Le thorax est peu déformé en avant. Il existe, à gauche du sternum, une légère saillie qui semble formée par les cartilages correspondants. Aplatissement de la paroi latérale droite.

Respiration presque nulle du côté droit; on entend quelques râles sous-crépitants à la base; du côté gauche, la respiration s'entend beaucoup mieux; il existe également des râles sous-crépitants disséminés.

Expiration rude sous les clavicules.

Matité cardiaque un peu accrue. Aucun souffle. Battements du cœur énergiques.

Membres supérieurs droits; jambes incurvées.

Observation V (personnelle).

Scoliose gauche.

L.... (Adélaïde), 32 ans, journalière, entrée le 7 octobre 1884, salle Chomel, n° 5, service de M. Legroux, hôpital Laennec.

Antécédents héréditaires. — Père mort de la poitrine; mère bien portante.

Antécédents personnels. — A marché à 10 mois, mais a cessé à un an. Pas de maladie dans son enfance. Réglée à partir de 10 ans. Menstruation toujours régulière. Il y a quatre ans, fausse couche de sept mois à la suite d'une chute dans un escalier.

N'a présenté aucune déformation jusqu'à l'âge de 12 ans, époque à laquelle sa taille a commencé à se dévier. Pendant six mois, a porté un corset orthopédique. Son infirmité augmente de plus en plus jusqu'à 20 ans. Depuis, elle est restée stationnaire.

Depuis l'âge de 15 ans, a l'haleine courte; le moindre exercice, tel que l'ascension d'un escalier, l'essouffle; elle est souvent prise d'oppression et de battements de cœur.

Tousse et a beaucoup maigri depuis trois ans; jamais d'hémoptysie.

État actuel. — Sujette, surtout depuis plusieurs mois, à de violentes palpitations. Ces palpitations apparaissent qu'elle soit debout ou couchée.

L'examen de la poitrine révèle vers la gauche une déviation de sa région antérieure. Le sternum, dont la direction est oblique, est comme refoulé vers la gauche. Il est fléchi à l'union de son tiers inférieur avec les deux tiers supérieurs.

Sur la moitié gauche et antérieure du sternum se trouve une saillie très prononcée, formée par les cartilages costaux. En arrière, la colonne dorsale présente une déviation à convexité gauche. Cette courbure est très accentuée. La colonne lombaire est déjetée à droite. Les côtes gauches forment une gibbosité considérable, dont le sommet semble répondre à l'angle des côtes. Du côté opposé, les côtes sont très rapprochées les unes des autres; les espaces intercostaux sont effacés et le thorax est fortement aplati à ce niveau. La circonférence thoracique donne avec le cyrtomètre un ovale à grand diamètre, un peu oblique d'arrière en avant et de gauche à droite. La poitrine est manifestement rétrécie, suivant le diamètre oblique opposé.

La respiration présente le type abdominal; la partie antérieure et supérieure de l'abdomen se déprime fortement à chaque inspiration.

La percussion du thorax en arrière donne lieu à de le submatité dans la fosse sus-épineuse et à de la matité au niveau de la gibbosité.

A l'auscultation, murmure respiratoire très faible du côté de la convexité; du côté aplati, murmure vésiculaire peut-être un peu exagéré. Respiration soufflante sous les clavicules, en avant.

Matité précordiale un peu augmentée vers la gauche et en haut. Le cœur présente une forte impulsion, mais les bruits sont normaux. Ces bruits ont leur maximum dans le 2e et le 3e espace intercostal gauche. A ce niveau (deux centimètres environ de la ligne médiane), la paroi thoracique est légèrement soulevée.

Les membres sont droits; la hanche droite est plus élevée que la gauche.

Observation VI (personnelle).

Scoliose gauche.

C. Toussaint, charretier, 46 ans, entré le 21 juillet 1884, salle Beau, à Laennec, service de M. le professeur Ball.

Antécédents héréditaires nuls. Rien de particulier dans ses *antécédents personnels* : manifestations strumeuses dans son enfance. N'a jamais eu ni rhumatismes, ni syphilis. Est infirme depuis son enfance.

La colonne vertébrale forme dans la région dorsale une courbure à convexité gauche, à concavité opposée. Gibbosité gauche en arrière et aplatissement du thorax à droite. En avant, disposition inverse ; gibbosité droite formée par les cartilages costaux et le sternum ; aplatissement à gauche du sternum. Diminution des diamètres verticaux. La circonférence du thorax forme un ovale à grand diamètre oblique de gauche à droite et d'arrière en avant. Diamètre oblique opposé notablement rétréci. Cet homme a toujours été sujet aux bronchites ; sa respiration est courte ; oppression fréquente et quelquefois des palpitations.

Il tousse beaucoup depuis quelques mois. A l'auscultation, on constate à droite des râles sibilants et ronflants. Du côté de la gibbosité, murmure vésiculaire presque nul. En avant, on entend mieux les râles et l'inspiration est rude sous les clavicules. Rien de spécial au cœur. Respiration abdominale. Membres droits.

Observation VII (personnelle).

Scoliose droite.

Henri L..., entre le 19 février 1885, à Hertford, britisch hospital, service de M. Herbert.

Antécédents héréditaires nuls.

On ne relève rien de particulier dans ses antécédents personnels. Il n'a pas été noué dans son enfance, n'a fait aucune maladie grave. N'a eu ni syphilis, ni rhumatismes.

Vers l'âge de 7 ans, sa colonne s'est mise à se déformer sans cause appréciable. Il remarquait qu'il avait l'épaule droite plus haute que l'autre; puis sa difformité augmenta de plus en plus, et à 16 ans il était aussi bossu que possible, sans avoir jamais souffert.

Mais il fut à partir de ce moment un peu court d'haleine et contractait tous les ans une bronchite.

Depuis dix ans, il est sujet à des palpitations, assez violentes parfois.

Il est entré à l'hôpital pour une bronchite. Il toussait depuis plusieurs jours et se trouvait très oppressé. La colonne vertébrale, dans sa portion dorsale, forme une courbure à convexité droite, à concavité gauche. la colonne lombaire est déjetée à gauche. En arrière et à droite du thorax il existe une saillie énorme; à gauche, au contraire, la paroi thoracique est très déprimée. En avant on trouve une déformation en sens inverse : à gauche du sternum légère saillie, à droite dépression. Effacement des espaces intercostaux. Sternum un peu bombé. Diminution des diamètres verticaux. Rétrécissement du diamètre oblique postéro-droit; allongement du diamètre opposé. Figure ovale, au cyrtomètre, à grand diamètre postéro-gauche.

A la percussion, sonorité un peu exagérée en avant; en arrière matité à droite, sonorité à gauche.

A l'auscultation, râles sibilants et ronflants en avant et en arrière à gauche; à droite diminution du murmure vésiculaire.

Matité précordiale paraît normale; les bruits du cœur sont sourds, absence de souffle.

Les membres ne présentent aucune incurvation.

Observation VIII.

(Bulletin de la Société anatomique, février 1865.)

Rachitisme. Déformation considérable de la cage pectorale.
Compression des viscères thoraciques, par M. Damaschino,
interne des hôpitaux.

Le nommé D... (Charles), âgé de 2 ans et demi, a toujours
été faible et de mauvaise santé. Il n'a jamais pu marcher, et à
grand'peine, pendant quelques semaines, il se soutint sur ses
jambes. Depuis environ six mois, il n'a pas quitté le lit, mais il
est plus malade depuis quelques jours, et on l'amène à l'hôpital
des Enfants, le 23 décembre 1884 (service de M. Roger).

On constate l'existence d'un rachitisme à la première période.
La déformation porte exclusivement sur le thorax, où l'on remarque le chapelet chondro-costal caractéristique. Mais là ne
s'arrête pas la difformité; à leur partie moyenne, et surtout à
droite, les côtes sont fortement projetées en dehors et forment
en quelque sorte un second chapelet. A gauche, au niveau de
l'articulation transverso-costale des trois dernières côtes, il
existe une saillie analogue qui représente un troisième chapelet.

Le thorax, étranglé vers son milieu, est élargi à sa partie inférieure. L'abdomen fortement développé est agité par les se-
cousses rapides que lui transmet le diaphragme. La respiration
est, en effet, très gênée, comme le démontre d'une part sa fréquence et d'autre part la dilatation des narines à chaque inspiration. L'auscultation permet de constater la présence de râles
fixes et de souffle bronchique à la base des deux poumons. Le
son normal n'est pas sensiblement altéré à ce niveau. La fièvre
est intense, la peau très chaude, le pouls bat 140 à 160 fois par
minute.

L'existence d'une broncho-pneumonie double coïncidant avec
une déformation thoracique aussi avancée devait faire porter le
diagnostic plus grave.

Il n'en fut rien toutefois, et après quelques alternatives, l'enfant semble s'être complètement remis; les forces revenaient, l'appétit était meilleur; la convalescence commençait, lorsque survint une rougeole bâtarde, qui fit reparaître la complication pulmonaire et enleva rapidement le malade.

A l'autopsie on constate d'abord que la déformation thoracique est encore plus marquée que l'examen pendant la vie ne l'avait fait supposer.

La colonne vertébrale, en effet, qui paraissait avoir conservé sa rectitude, offre une déviation peu sensible à sa partie postérieure, mais très appréciable quand on vient à examiner le corps des vertèbres. Les trois chapelets que nous avons signalés plus haut deviennent également plus marqués quand le thorax est dépouillé de ses parties molles. On peut voir alors que les côtes, à 2 centimètres environ de leur extrémité antérieure, sont fortement projetées vers les cavités pleurales, au point de simuler à un simple coup d'œil une fracture avec enfoncement consolidée par un cal vicieux.

Ces lésions du système osseux n'avaient pas été sans produire une influence sensible sur les viscères thoraciques. Les poumons, fortement comprimés, offrent les déformations habituelles en pareille circonstance. La languette antérieure du lobe supérieur gauche ayant subi, à sa partie moyenne, une compression énergique, est en quelque sorte séparée du reste de ce lobe par un sillon profond. La congestion très forte de cette languette diffère sensiblement de l'état anémique et un peu emphysémateux de la partie supérieure et postérieure du même lobe. A droite, la compression est moins marquée; mais toute la partie postérieure du poumon, fortement engouée, laisse écouler à la coupe une grande quantité de liquide séro-sanguinolent. L'insufflation permet, d'ailleurs, de rétablir l'aspect normal du parenchyme. Même lésion au lobe inférieur du poumon gauche. La section des bronches fait voir leur muqueuse fortement injectée; une grande quantité de muco-pus épais et verdâtre, remplit les bronches de petit volume.

Les lésions de l'appareil circulatoire sont celles qui ont été si bien décrites par mon collègue et ami Sottas.

Refoulé vers la ligne médiane, le cœur est logé dans la gouttière formée par le sternum et les cartilages costaux. Il est en même temps comprimé et refoulé, de telle sorte que son bord droit est dirigé en avant et sa pointe très émoussée d'ailleurs, fortement relevée en haut et en avant. Cette déviation du cœur a pour résultat de diminuer la courbure de la crosse aortique et de la rapprocher davantage du bord supérieur du sternum.

Les lésions osseuses semblent limitées au thorax. Les membres, en effet, ont conservé leur rectitude parfaite et les épiphyses n'offrent pas cet épaississement particulier auquel on donne le nom de nouures. On serait donc tenté de croire qu'il s'agit ici d'un rachitisme partiel. Mais une section pratiquée longitudinalement sur l'un quelconque des os des membres fait reconnaître les lésions caractéristiques des cartilages épiphysaires.

L'examen microscopique vient démontrer, en effet, les altérations des cellules du cartilage, que l'on retrouve à ce niveau chez le rachitique. Les viscères abdominaux ne présentent rien à noter de particulier, si ce n'est le volume considérable du foie.

OBSERVATION IX.

(Thèse de De Vésian.)

Cyphose dorsale.

R... (Clémence), âgée de 48 ans et exerçant la profession de couturière, présente une cyphose très prononcée à la région dorsale.

Elle ne se souvient pas d'avoir jamais été malade pendant son enfance. Elle était seulement très mince et très délicate. A l'âge de 15 ans, son dos commença à se voûter. Elle ne fut soumise à aucun traitement et son infirmité s'accentua de plus en plus jusqu'à l'âge de 22 ans. Depuis elle est restée stationnaire.

Dès que sa déviation a été assez prononcée, elle a remarqué qu'elle était très facilement essoufflée.

Elle avait la respiration courte. Dès qu'elle faisait le moindre exercice ou montait un escalier, elle était prise d'une oppression qui la forçait à s'arrêter et s'accompagnait quelquefois de battements de cœur.

Cependant elle était habituée à ces accidents qui disparaissaient du reste d'eux-mêmes et n'y prêtait aucune attention. Elle s'est mariée et a eu cinq enfants, dont deux vivants en très bonne santé. Ses couches ont été normales.

Elle n'a aucun antécédent morbide. Ni bronchite ni rhumatisme.

Mais, depuis un an, son oppression a beaucoup augmenté. Le moindre effort la fatigue. Elle a de forts battements de cœur dès qu'elle monte quelques marches d'escalier ou qu'elle marche un peu vite. Pendant la nuit, elle est réveillée par de violentes palpitations.

Depuis trois semaines, elle a un œdème très marqué des membres inférieurs.

Aussi se présente-t-elle le 24 mai 1884 à la consultation de l'hôpital de la Pitié.

L'examen du thorax révèle à première vue une énorme diminution de la capacité thoracique. Les diamètres verticaux et transverses sont notamment fort diminués.

La poitrine est globuleuse. La respiration est exclusivement abdominale. Le thorax est complètement immobile pendant l'inspiration.

A l'auscultation on n'entend aucun bruit pathologique.

Les bruits du cœur sont normaux, mais doués d'une force énorme d'impulsion indiquant une notable hypertrophie de cet organe. Les battements des artères du cou sont très apparents et les veines sont turgescentes et dilatées. Mais il n'y a pas de vrai pouls veineux.

La dyspnée de la malade est intense et ses membres inférieurs sont œdématiés.

L'application de vingt ventouses sèches produit une amélioration considérable, et la malade ne s'est pas présentée de nouveau à la consultation.

OBSERVATION X.

(Thèse de De Vésian.)

Scoliose droite.

M... (François), âgé de 45 ans, maçon. Il raconte qu'à l'âge de 8 ans il a fait une chute dans un fossé. Un mois après, on remarqua que sa colonne vertébrale déviait et qu'il se formait une gibbosité à droite. Elle a augmenté jusqu'à l'âge de 20 ans. Les membres du malade sont droits et ne présentent aucun signe de rachitisme. Il n'a jamais eu de douleur au niveau de sa gibbosité ni d'abcès, son système musculaire est très développé.

Il a remarqué que dès sa jeunesse il s'essoufflait très facilement à la moindre fatigue. Il avait même quelques battements de cœur. Il n'était cependant pas trop gêné pour son travail.

Depuis 1872, sa dyspnée et surtout ses battements de cœur avaient beaucoup augmenté.

Des palpitations très fortes se produisaient sous l'influence de la cause la plus légère. Il n'avait cependant jamais toussé ; ses pieds n'avaient jamais été enflés.

Il ne note aucune maladie dans ses antécédents personnels.

Au mois d'avril 1884, il souffre d'une sciatique droite qui le force à entrer à l'hôpital de la Pitié, le 3 mai, dans le service de M. Audhoui, salle Monneret, n° 30.

Sa colonne vertébrale présente un type de scoliose à convexité dirigée à droite. On remarque aussi une courbure de compensation dirigée du côté opposé dans la région lombaire, mais très peu apparente. Les côtes du côté convexe forment une gibbosité considérable par le fait de la rotation des vertèbres sur leur axe et de l'exagération de la courbure des côtes. Du côté concave, au contraire, elles sont aplaties et rapprochées les unes des autres sur la partie latérale du thorax, mais en avant elles s'infléchissent avant de rejoindre le sternum et constituent une gibbosité antérieure gauche bien moins proéminente que la postérieure.

La respiration est exclusivement abdominale. Pendant l'inspiration, on remarque un rétrécissement du thorax dans le sens transversal, au niveau d'une ligne sous-mamelonnaire. Ce rétrécissement est produit par un mouvement de retrait des côtes droites du côté de la convexité, les côtes gauches restant complètement immobiles ainsi que le reste du thorax. Pendant les fortes inspirations, le thorax se soulève tout d'une pièce.

A l'auscultation des poumons, on n'entend aucun bruit anormal.

La percussion du cœur révèle une augmentation de la matité cardiaque. Mais les bruits du cœur ne présentent pas une impulsion plus forte qu'à l'état normal. On entend un souffle doux au premier temps et à la pointe. Il a son maximum sur le bord gauche du sternum et ne se propage pas dans l'aisselle. Il n'y a pas trace d'œdème des membres inférieurs. On ne remarque ni pouls veineux des jugulaires, ni pouls hépatique.

Ce souffle a cependant tous les caractères de celui de l'insuffisance tricuspide.

Sous l'influence du repos, ses palpitations diminuent beaucoup. Les douleurs sciatiques ayant presque disparu, le malade quitte l'hôpital le 17 juin 1884.

OBSERVATION XI.

(Thèse de Gouraud, 1865.)

Scoliose gauche.

Lescure, âgé de 45 ans, ébéniste, entré à Lariboisière (salle Landry, n° 34, service de M. Hérard, le 8 novembre 1864, mort le 18 novembre).

Renseignements très incomplets. Il est devenu bossu plusieurs années après sa naissance : il est bien portant d'habitude, mais il a souvent de la difficulté à respirer ; il entre à l'hôpital avec une oppression extrême et de la cyanose. La face est rouge-vineux, ses lèvres bleuâtres ainsi que les extrémités qui sont froides. Il présente une courbure considérable de la colonne vertébrale, infléchie à gauche. Le sternum est saillant, les côtes aplaties sur les côtés ; à la percussion, la sonorité est générale-ment augmentée, le murmure vésiculaire est affaibli dans bien des points. Râles sibilants.

Autopsie faite le 19 novembre 1864.

Les deux poumons sont emphysémateux ; le poumon droit qui est logé tout à fait à gauche de la ligne médiane, dans l'angle de la colonne vertébrale, présente à son lobe inférieur seulement de la congestion ; sur la surface, le lobe inférieur est rouge ; sur une coupe, il est un peu plus distendu qu'à l'état normal, il ne s'affaisse pas ; la surface de section est rouge et laisse écouler, quand on presse, du liquide trouble teint en rouge par du sang, et dans lequel il y a un peu d'air ; tout le reste du poumon est plutôt anémié.

Il existe un emphysème des plus prononcés, avec de petites tumeurs en grappes au bord inférieur et antérieur des lobes.

Le poumon gauche n'a d'autre lésion que de l'emphysème.

Le cœur est gros, son diamètre transverse est accru, le ventricule droit est gros ; après l'avoir ouvert, on voit que ses parois sont épaissies et mesurent jusqu'à 5 ou 6 millimètres ; de plus ses parois sont solides et dures et ne s'affaissent pas comme celles du ventricule droit normal. L'artère pulmonaire est saine, les orifices du cœur suffisants ; l'aorte a des parois bien saines, elle siège à gauche de la colonne vertébrale dont elle suit la cambrure.

Rien aux viscères parfaitement sains.

Entre la première vertèbre dorsale et la première lombaire mesurées au niveau de la surface de leur corps, il existe à peine 6 centimètres.

Le tibia est incurvé ainsi que le cubitus.

Le sujet est de très petite taille et le rachitisme a laissé des traces nombreuses surtout au tronc qu'il a déformé.

OBSERVATION XII.

(Forget. Journal hebdomadaire, 1836.)

Cyphose dorsale.

R..., âgé de 32 ans, peintre, habitant une chambre humide, porte une double gibbosité constituée en arrière par une incurvation très prononcée de la région dorsale de la colonne vertébrale, formant une saillie directe, arrondie. La région cervicale présente une courbure inverse, convexe en avant et déterminant la saillie du larynx. Une courbure analogue existe à la région lombaire et se révèle par l'extrême saillie (cambrure) des hanches. Ces trois courbures diminuent considérablement le diamètre vertical du tronc et donnent aux membres une apparence de longueur démesurée.

L'incurvation de la région dorsale a déterminé une gibbosité antérieure formée par le rapprochement et l'allongement des côtes qui projettent le sternum en avant, de manière à donner au thorax la forme d'un baril renflé d'avant en arrière et aplati sur les côtés. Cet homme prétend que sa difformité date de l'enfance et fut consécutive à un coup reçu dans la région dorsale.

Entré à la clinique le 12 mai 1836, le malade rapporte qu'il s'était toujours bien porté, lorsqu'il y a trois mois, en février dernier, il fut pris de toux sèche avec dyspnée dont les progrès croissants l'ont obligé d'entrer à l'hôpital.

Etat actuel. — Toux sèche, courte, fréquente, dyspnée considérable (40 inspirations), respiration entrecoupée ; voix faible, brève, interrompue par la difficulté de respirer. Lividité très prononcée des lèvres, des narines, de la langue qui est en même temps humide et froide au toucher. La cyanose occupe également les narines et les pieds et s'étend aux téguments des jambes et des cuisses. L'appareil digestif n'offre rien de particulier. Le thorax est partout sonore, excepté en avant.

La respiration, laborieuse, est accompagnée dans tous les points d'un râle crépitant sec à grosses bulles, point d'expectoration. La proéminence formée par le sternum offre de la matité dans toute son étendue. Les battements du cœur qui paraît remplir cette excavation sont forts et fréquents, sans bruits anormaux. Le pouls est également fort, large et fréquent (100).

Diagnostic. — Emphysème pulmonaire, dilatation du cœur, asphyxie lente par cette double cause.

Puis le râle pulmonaire devient plus humide, la sonorité moins grande (œdème pulmonaire).

Le 19, on remarque une grande faiblesse, une bouffissure générale, le pouls faiblit, les extrémités sont froides. Le malade meurt à 11 heures, après sept jours de séjour à l'hôpital.

Autopsie. — Le péricarde contient quelques onces de sérosité transparente.

Le cœur est volumineux, remplissant l'excavation formée par le sternum incurvé, néanmoins sa position et sa direction sont normales, eu égard à la forme du thorax. Les veines cardiaques sont gorgées de sang noir. Le cœur est élargi transversalement, un peu aplati d'avant en arrière. Les cavités droites sont gorgées de sang noir, qui se prolonge en caillots dans les veines caves. Les cavités gauches contiennent aussi du sang noir en caillots qui s'étendent dans l'aorte.

L'épaisseur des parois du ventricule droit égale celle des parois du ventricule gauche. Les colonnes charnues du ventricule droit sont nombreuses, épaisses et très consistantes.

Aucune altération n'existe aux valvules, ni à l'origine des gros vaisseaux artériels ou veineux.

Les cavités pleurales contiennent une sérosité citrine peu abondante.

Les poumons adhèrent à la plèvre par des fausses membranes d'ancienne date. Ils sont très petits et comme comprimés dans l'espace resserré que circonscrivent les côtes aplaties et rapprochées ; le péricarde distendu par le cœur et le diaphragme fortement refoulé par les viscères abdominaux.

Néanmoins, ces poumons sont crépitants, affectés d'emphysème sous-pleural constaté par le déplacement de l'air sous le dos du scalpel, et d'œdème caractérisé par l'écoulement à l'incision d'une sérosité spumeuse abondante. Ils contiennent peu de sang, si ce n'est à la partie déclive (stase cadavérique), et n'offrent pas vestige de matière tuberculeuse.

Le foie est très volumineux, laissant échapper du sang noir en abondance à la coupe. Une grande quantité de sang noir s'échappe de la veine-cave inférieure.

Le pénis est en état de semi-érection (asphyxie par strangulation) et l'orifice de l'urèthre est humecté d'un fluide ayant l'aspect et l'odeur du sperme liquéfié.

Observation XIII (Résumée).

(Archives générales de médecine, 1884).

Scoliose droite (par M. Marfan, interne des hôpitaux).

B..., 35 ans, balayeur, est bossu depuis la première enfance. Ses membres sont parfaitement conformés ; il n'a jamais présenté de symptôme qui pût faire penser à un mal de Pott.

Il raconte que jusqu'à l'âge de 19 ans sa déviation vertébrale a augmenté pendant que le reste du corps se développait normalement. A partir de cet âge, sa bosse est restée stationnaire. Mais le reste du corps a continué à se développer ; sa force musculaire est même devenue considérable ; en somme, il eût été, nous dit-il, parfaitement capable de faire les travaux les plus pénibles, si une circonstance particulière ne fût survenue ; je veux parler d'une dyspnée qui présentait les caractères suivants : s'il montait un escalier, s'il marchait rapidement, s'il faisait un effort, il était pris d'un essoufflement tel qu'il était obligé de s'arrêter et de s'asseoir; il ne toussait pas, n'avait pas de point de côté ni de palpitations de cœur.

Au début, cette dyspnée, bien qu'elle le surprît assez fréquemment, était supportable. Mais à mesure qu'il avance en âge, les accès se répètent à l'occasion des circonstances les plus minimes; il lui arrive quelquefois d'être oppressé après s'être baissé; son métier de balayeur devient même très pénible; il interrompt très fréquemment son travail et est obligé de s'asseoir, car la respiration lui manque.

En 1879, il se refroidit et prend une bronchite précédée de coryza et d'enrouement; partant une bronchite simple catarrhale.

Il tousse beaucoup, lui qui n'a jamais toussé, mais il a peu de fièvre, peu de douleur thoracique. Quant à la dyspnée elle est extrême, angoissante. Il entre à l'hôpital de la Pitié dans le service du professeur Lasègue où il reste environ un mois.

Il reprend son travail qu'il accomplit tant bien que mal. Il est toujours oppressé. Il ne cesse de tousser; trouvant que le régime lacté lui avait été favorable à l'hôpital, il s'alimente surtout avec du lait; mais sous prétexte de chasser sa dyspnée, il abuse des liqueurs spiritueuses. Il se traîne ainsi pendant quatre ans, toujours oppressé et toujours toussant.

Au commencement d'avril 1884, son oppression devient extrême, ses lèvres bleuissent, sa face se cyanose et, son état empirant, il entre à l'hôpital de la Pitié le 19 avril, salle Monneret, n° 13, dans le service de M. Audhoui.

Aspect physique. — Le malade a une scoliose dorsale avec convexité tournée à droite; une saillie costale énorme existe en arrière et à droite; le côté gauche est aplati en arrière et bombé en avant. Les régions axillaires sont aplaties. Il a des courbures de compensation en sens inverse de la déviation dorsale, l'une est cervico-dorsale, l'autre est lombaire.

L'examen du thorax pendant l'inspiration donne les résultats suivants: toute la partie supérieure est complètement immobile; les dernières côtes se soulèvent légèrement, mais au niveau d'un cercle sous-mamelonnaire, il semble qu'il y ait, au moment de l'inspiration, une sorte de rétrécissement ; l'abdomen se soulève puissamment ; en un mot, la respiration est complètement abdominale.

Auscultation et percussion. — La percussion est pratiquée d'une manière trop imparfaite pour qu'on puisse accorder une importance quelconque aux résultats qu'elle donne. L'auscultation fait constater une respiration obscure et çà et là quelques râles humides à bulles moyennes ; vers la base des deux poumons la respiration est presque silencieuse ; au sommet de la bosse on entend un bruit de plissement qui n'est pas comparable au râle crépitant ou sous-crépitant.

On diagnostique : bronchite et stase veineuse du poumon.

Le cœur est impulsif et bat sur une grande étendue, les deux bruits s'entendent très nettement ; il y a hypertrophie du cœur et point d'asthénie cardiaque ; le premier bruit est très légèrement soufflant au niveau de l'appendice xyphoïde ; on n'observe pas de pouls jugulaire ou hépatique. Le pouls radial est petit, faible.

On administre au malade du tartre stibié, et, sous cette influence, il semble tout d'abord que la dyspnée diminue d'intensité, que l'oppression est moins considérable, mais quatre jours après l'entrée du malade, les phénomènes stéthoscopiques restant les mêmes, la dyspnée redevient plus intense.

La cyanose reparaît et on constate un peu d'œdème du scrotum.

Les urines sont très rares et on y trouve un peu d'albumine.

On prescrit le régime lacté et on administre le vin diurétique.

1er mai. L'œdème apparaît aux membres inférieurs qui sont refroidis et couverts de marbrures cyanotiques. La dyspnée est extrême ; l'auscultation dénote une obscurité plus grande du murmure vésiculaire et quelques râles disséminés, humides pour la plupart. Les deux bruits du cœur sont toujours nettement frappés ; le souffle de l'appendice xyphoïde est plus intense.

Les crachats, qui jusqu'à ce jour avaient été rares et muco-purulents, prennent une teinte rosée.

Le 10. Toujours le même état asphyxique; les extrémités sont refroidies; la température axillaire est de 36°. Le scrotum est énorme; la paroi abdominale est œdématiée; on trouve toujours un peu d'albuminurie. La dyspnée est extrême; le malade est assis sur son lit, les jambes pendantes sur le côté.

B... succombe le 14 mai.

Autopsie. — Poumons. — Les poumons sont moulés sur les parois de la cavité thoracique.

Le poumon gauche frappe par son extrême petitesse; son sommet est formé d'une languette très mince semblable au bord tranchant du poumon.

Si l'on excepte le sommet du poumon, tout le poumon gauche est congestionné, il est rouge, crépite mal; il laisse échapper à la coupe une grande quantité de sang; il ne va pas au fond de l'eau.

Le poumon droit est aussi très petit, il est très irrégulier; il présente à la partie postérieure une crête qui était logée dans la bosse; au sommet de cette crête on trouve des vésicules pulmonaires très dilatées (emphysème), elles sont semblables à des bulles de savon qui vont crever. A la base et à la partie postérieure du poumon droit, mêmes lésions congestives que de l'autre côté. Le poumon droit pèse 340 gr.

Cœur. — La paroi du ventricule gauche est hypertrophiée; le cœur droit est dilaté avec hypertrophie des parois; l'orifice tricuspide est très large et la valvule tricuspide est insuffisante; pas de lésion microscopique du myocarde, de l'endocarde et des valvules. Je dois seulement signaler une malformation probablement congénitale des valvules sigmoïdes de l'aorte : il n'y avait que deux valvules sigmoïdes et l'un des sinus de Valsava était divisé en deux par un rudiment de cloison qui s'étendait de la paroi interne de l'aorte à la paroi artérielle de la valvule sigmoïde.

Reins. — Ils sont un peu plus petits qu'à l'état normal : la capsule se décortique facilement. A la coupe, teinté violacée, pas d'atrophie de la substance corticale. Au microscope, on trouve des traces légères de sclérose, surtout autour des glomérules de Malpighi. Les vaisseaux sont dilatés et remplis de globules sanguins.

Foie. — Le foie paraît normal à l'examen macroscopique. A l'examen microscopique, on constate que les veines intralobulaires sont dilatées avec un peu de sclérose tout autour ; la cellule hépatique est normale.

Rachis. — On constate que les vertèbres sont unies par une ankylose osseuse.

OBSERVATION XIV.

(Bulletins de la Société anatomique, 1867.)

Gibbosités rachitiques, par M. Chantreau, externe des hôpitaux.

J..., âgé de 44 ans, fleuriste, entre le 19 juin 1867, dans le service de M. Monneret, à la Charité. Ce malade présente deux gibbosités rachitiques, l'une antérieure, dont le sommet correspond au milieu du sternum, l'autre postérieure, qui répond à la huitième vertèbre dorsale. Il est depuis longtemps sujet à de violents accès de dyspnée, de toux avec cyanose.

Mais ses accès n'ont jamais eu une grande durée. Ils se reproduisent presque tous les ans.

Dans les premiers jours d'avril, il fut pris de toux, de dyspnée, et bientôt de cyanose, symptômes qui augmentèrent graduellement.

A son entrée, on constate les mêmes symptômes ; la cyanose est considérable, surtout à la face. Les vaisseaux veineux sont très distendus, surtout à la région du cou. Il existe de plus des soubresauts de tendons. Le pouls est très faible et très dépressible. Au niveau de la gibbosité sternale se perçoit une matité qui s'avance jusqu'au milieu de l'épigastre et mesure 19 centim. en hauteur et 17 cent. en largeur.

ı. Toutes les muqueuses sont congestionnées, bleuâtres. Assoupissement sans délire. On trouve un œdème généralisé, surtout marqué aux membres inférieurs. La respiration est abdominale. Les ongles offrent une teinte bleue. Les membres supérieurs ecchymosés, le nez et les mains principalement.

Jusqu'à sa mort, le malade n'a présenté du côté du cœur que des troubles dans le rythme.

Le pouls, très faible, a varié de 112 à 132; la température de 37° à 36°. La respiration était en moyenne de 24 par minute, la la toux a toujours été très fréquente, pénible et suivie d'une expectoration muco-purulente, sans que l'on puisse constater, jusque dans les derniers jours, autre chose qu'une congestion pulmonaire assez intense.

L'œdème et la cyanose ont augmenté graduellement. L'intelligence est restée nette. L'urine a toujours été acide et fortement albumineuse.

Mort le 15 juillet.

Autopsie. — Les poumons offrent une congestion cérébrale avec noyaux apoplectiques occupant la partie moyenne du poumon gauche.

Le foie est très volumineux, congestionné d'une manière uniforme.

Les reins sont également congestionnés.

La rate est dure, un peu volumineuse, comme cirrhotique.

Le cœur, situé dans la gibbosité sternale, a la forme d'une gibecière. Il est augmenté de volume. Le ventricule gauche ne présente pas d'hypertrophie. La valvule mitrale est saine et offre ses dimensions ordinaires. Rien à l'aorte ni à son orifice. Le ventricule droit est dilaté et il est facile d'y constater l'insuffisance de la valvule tricuspide. Rien à l'artère pulmonaire. Le trou de Botal est fermé par les deux séreuses, entre lesquelles on voit par transparence des fibres musculaires volumineuses. En bas et en arrière, cette membrane fait défaut et laisse un hiatus qui a la dimension d'une plume d'oie.

A la partie moyenne et postérieure du thorax, on remarque

un enfoncement angulaire considérable, où se trouvent contenus les poumons, les reins et le bord postérieur du foie.

Les observations qui suivent, à l'exception des deux dernières, sont empruntées à la thèse Sottas.

Observation XVI.

Cyphose dorsale.

(Hopital de la Pitié, service de M. Empis.)

B..... (Marie), 25 ans, couturière.

Cette malade fut reçue à la Pitié et placée à la salle d'accouchements, où elle s'était fait admettre, se croyant enceinte et près de son terme ; il n'en était rien.

Elle est atteinte d'une cyphose qui occupe toute la région dorsale. Les apophyses épineuses sont redressées et soulèvent la peau sous forme d'une saillie dentelée. Le sommet de la courbe correspond à la partie moyenne de la région dorsale. Aucune trace de déviation latérale, ni de torsion du rachis. Les deux moitiés de la poitrine sont en arrière, parfaitement symétriques. Le thorax est très aplati transversalement ; sa paroi antérieure forme une voûte arrondie, régulière ; le sternum, courbé suivant sa longueur, est convexe en avant. Pas de différence appréciable entre le côté droit et le côté gauche.

Affaissement considérable du diamètre vertical de la poitrine. La cyphose dorsale est compensée par une courbure en sens inverse das régions lombaire et cervicale. Le menton touche presque la deuxième pièce du sternum.

Cette déformation aurait débuté vers l'âge de 5 ans ; elle s'est développée depuis insidieusement, sans douleur : la malade l'attribue à un effort violent de torsion du tronc. Ses parents étaient bien conformés, et elle ne présente pas de traces de rachitisme sur les membres.

La malade, depuis qu'elle est ainsi difforme, a la respiration gênée ; la marche, les moindres efforts l'essouflent et lui causent des palpitations violentes. Cependant elle se rappelle qu'elle en souffrait bien d'avantage autrefois et lorsque sa déviation s'établissait.

Au moment où nous observons la malade, elle est sans fièvre, et cependant son pouls est à 120, assez régulier et dur. L'impulsion du cœur est forte, ainsi que les bruits, le premier est prolongé à la pointe ; la matité cardiaque est étendue.

D'ailleurs aucune trace d'œdème sous-cutané. Pas de cyanose.

OBSERVATION XVII.

Scoliose droite.

(Hôpital de la Pitié, service de M. le Dr Matice.)

K..... (Frédéric), 40 ans, marchand.

Ce malade est atteint de scoliose, courbure principale à convexité droite, siégeant à la région dorsale au lieu d'élection.

Le côté droit de la partie postérieure du thorax se soulève en une gibbosité volumineuse ; le gauche est aplati et rentré ; poitrine étroite en avant ; gibbosité antéro-gauche rudimentaire. La déformation est en somme moyennement prononcée.

La mère du malade était affectée depuis sa jeunesse d'une gibbosité semblable ; lui ne présente aucune trace de rachitisme ; ses membres sont droits et bien conformés ; on trouve aux membres inférieurs, au gauche surtout, des varices volumineuses dont le développement remonte à l'âge de 20 ans.

C'est vers 15 ans que la taille du malade a commencé à se dévier ; et depuis cette époque, sa respiration a toujours été gênée ; il est devenu sujet à s'enrhumer par la moindre cause,

et il tousse depuis lors tant que dure la saison des froids,
Cependant il n'a pas jusqu'ici eu d'affection grave de poitrine,

En même temps il éprouve, quelquefois sans cause apparente, mais toujours lorsqu'il se livre à une effort, des palpitations extrêmement pénibles. C'est particulièrement l'acte
de la défécation qui ramène le plus énergiquement ces palpitations. Aussi le malade redoute-t-il le moment d'aller à la
selle.

Au cœur, l'impulsion est forte ; les bruits, nets et métalli-
ques, s'entendent dans une grande étendue ; le pouls est fréquent, un peu inégal : pas d'œdème aux jambes.

OBSERVATION XVIII.

Scoliose droite.

(Hôpital de la Pitié, service de M. le Dr Empis.)

L..... (Annette), 28 ans, lingère.

Elle est bossue à un haut degré, enceinte à terme et en
travail ; mais l'expulsion du fœtus ne peut avoir lieu : le bassin n'a que 8 centimètres dans son diamètre antéro-postérieur, et le fœtus présente l'épaule. Version pelvienne, puis
céphalotripsie. Deux ans auparavant elle avait déjà supporté
heureusement une opération semblable. Cette fois encore elle
fut rétablie au bout de quelques jours, et nous pûmes l'inter-
roger.

Elle est atteinte d'une scoliose à triple courbure, l'une supérieure dorso-cervicale tournée à gauche, une moyenne dorsale à convexité droite, c'est la principale ; une inférieure lombaire tournée à gauche.

Une gibbosité considérable occupe la partie postéro-infé-
rieure droite du thorax ; le côté gauche est aplati et enfoncé.

En avant, poitrine étroite, étranglée circulairement au niveau de la septième côte, avec redressement du sternum à sa

partie inférieure, et déjettement en dehors des cartilages des fausses côtes.

Cette difformité s'est développée lentement, sans provoquer de douleurs, de 18 à 25 ans. Depuis lors, dyspnée habituelle, mais pas de maladies sérieuses de poitrine. Palpitations violentes revenant par accès, s'accompagnant d'une douleur très aiguë à la région précordiale, sans irradiation dans le bras gauche, produisant une anxiété extrême, lipothymique. La malade raconte que depuis trois ans les paroxysmes sont plus fréquents, qu'ils reviennent habituellement le soir, et qu'il est rare qu'elle passe un jour sans en être incommodée. Pendant ces accès, dont la durée est très variable, la malade est d'une pâleur extrême, nullement violacée. La respiration continue à se faire, mais timidement, à cause de l'acuité de la douleur.

Au cœur l'impulsion est normale, et on ne trouve d'autre lésion appréciable qu'un bruit de courant au premier temps et à la pointe. Pas de trace d'infiltration aux membres inférieurs qui sont d'ailleurs très droits.

OBSERVATION XIX.

Scoliose droite.

(Hôpital de la Pitié, service de M. le Dr Marrotte.)

L..... (Eugénie), 50 ans. Entrée le 23 novembre.

Chez cette malade, dont les parents étaient d'ailleurs bien conformés, la déviation de l'épine s'est développée sans cause appréciable vers l'âge de 13 à 14 ans. Aucun traitement ne lui ayant été opposé, elle avait acquis, à l'âge de 20 ans, le degré énorme que nous constatons aujourd'hui. De 13 à 20 ans, épistaxis fréquentes ; à 17 ans les règles apparaissent. Vers l'âge de 20 ans les hémorrhagies nasales cessent et sont remplacées par un flux hémorrhoïdal habituel. A 30 ans, elle entre à l'Hôtel-Dieu, dans le service de P. Boyer ; ses tumeurs hémorrhoïdales furent détruites par le fer rouge, mais elle n'en continua pas moins à perdre de temps en temps du sang en allant à la selle; elle en perd même encore aujourd'hui.

Dès l'âge de 27 ans la malade a commencé à ressentir des palpitations et des douleurs dans la région précordiale. Depuis cette époque, à plusieurs reprises, elle consulta des médecins qui différèrent d'opinion sur la nature de sa maladie; tandis que les uns, frappés de la mobilité nerveuse de la malade, ne voyaient, dans les symptômes qu'elle éprouvait, qu'une névralgie cardiaque, les autres diagnostiquaient une lésion matérielle du cœur. — Le traitement varia peu d'ailleurs : digitale, narcotiques, vésicatoires répétés. De temps en temps la malade se reposait et gardait la chambre pendant quelques jours, quelques semaines, puis reprenait ses occupations.

Depuis deux ou trois ans les troubles cardiaques ont paru s'accroître; ils ont pris un caractère particulier; la douleur précordiale, devenue plus forte, irradiait quelquefois dans le bras gauche; les palpitations en même temps étaient plus violentes, s'accompagnaient d'un sentiment plus pénible, comme lipothymique.

La malade entre ici le 23 novembre. Elle est d'une constitution sèche, et présente les attributs du tempérament dit nerveux. Vive, irritable, elle n'a jamais eu cependant de véritables attaques de nerfs. Ses membres sont droits, les inférieurs ne présentent pas d'œdème; jamais ils n'en ont été atteints. La colonne vertébrale est le siège d'une double courbure : l'une dorsale à convexité droite; l'autre dorso-lombaire dirigée en sens contraire. La déformation de la poitrine est chez elle aussi accusée que possible.

Cependant sa respiration n'est pas habituellement très-gênée; elle ne tousse pas, elle n'a jamais toussé; elle éprouve continuellement et depuis longues années une douleur au-dessus du sein gauche, et un sautillement insupportable dans ce côté de la poitrine. Par instants cette douleur devient plus aiguë, c'est particulièrement vers le soir ; en même temps les battements cardiaques prennent une énergie insolite et causent à la malade un malaise indéfinissable. Depuis quelque temps, ces accès revêtent la forme de l'angine de poitrine ; le 7 décembre, la malade eut un accès très marqué, avec douleur très aiguë s'étendant de la région précordiale au pli du coude, tendance à la syncope, altération et pâleur du visage, anxiété. Ce malaise dura plus d'une demi-heure. Ordinairement vers le soir il y a un accès, mais bien plus léger.

Au cœur on trouve une matité étendue, une impulsion énergique, un bruit de courant marqué à la pointe ; à la base un souffle plus doux, chlorotique, prolongé dans les carotides et accompagné d'un murmure veineux des plus intenses. Il est rare qu'en auscultant le cœur pendant quelques secondes, on n'entende pas un faux pas du cœur, correspondant à une intermittence radiale. Le pouls est plein, large, dur, assez régulier, ordinairement fréquent ; rien dans la poitrine.

Observation XX.

Scoliose droite.

(Hôpital de la Pitié, service de M. le Dr Marrotte.)

B..... Adèle, 60 ans, institutrice.

Scoliose, courbure principale dorsale moyenne à convexité droite, héréditaire, et dont le développement remonte à l'âge de 10 ou 12 ans. Pas de traces de rachitisme sur les membres. Jamais de rhumatisme.

Santé délicate, toux habituelle l'hiver, respiration courte. Depuis cinq ou six ans la dypsnée est devenue plus grande, les palpitations plus fréquentes. Depuis quelque temps les jambes enflent vers la fin du jour et désenflent la nuit.

C'est pour ces divers symptômes que la malade entre à l'hôpital. Les fonctions digestives sont intactes, il n'y a pas de
fièvre.

L'impulsion cardiaque est modérée, les bruits sont forts,
le premier manifestement prolongé à la pointe ; le pouls est
fréquent, à 112, assez fort et régulier. La respiration se fait de
20 à 22 fois par minute. Il n'y a rien de notable dans les poumons, quelques râles sibilants.

Il y a peu d'œdème au pourtour des malléoles. Quelquefois, dit la malade, les jambes ont même enflé jusqu'au ge-
nou.

L'urine n'est pas albumineuse.

Après l'administration d'un purgatif salin et surtout après le
bénéfice de quelques jours de repos à l'hôpital, la malade, se
sentant améliorée, demande à sortir. L'œdème a disparu des
membres inférieurs et ne se reproduit pas lorsque la malade se
lève.

OBSERVATION XXI.

Scoliose droite.

(Hôpital de la Pitié, service de M. le Dr Marrotte.)

T... (Virginie), 32 ans, domestique, entre le 6 novembre.
Scoliose dorsale droite en vilebrequin. Déformation con-
sidérable et classique du thorax. Congestion pulmonaire.
Mort.

Cette femme, dont les membres inférieurs sont droits, et chez
qui la difformité de l'épine date de l'âge de 12 ans, avait été
toujours depuis cette époque gênée de la respiration, mais à un
degré très tolérable. Bien qu'elle eût de temps à autre des palpitations, elle n'avait jamais eu d'œdème. Sa santé était relativement satisfaisante.

Il y a quatre ou cinq jours, malaise léger, anorexie ; elle continue à aller à son travail ; mais hier soir, en rentrant chez

elle, elle fut prise de frisson, de dypsnée intense ; toute la nuit elle craignit de suffoquer.

On l'amène à l'hôpital ce matin ; elle est violacée, refroidie ; la respiration est fréquente, la malade fait des efforts de toux violents et rejette de la salive rougeâtre. Les battements du cœur sont tumultueux, sans bruits anormaux. Dans la poitrine on entend une crépitation fine disséminée à droite et à gauche.

Le pouls est petit, irrégulier, notablement plus fort à droite qu'à gauche.'

Saignée de trois palettes, révulsion énergique et soutenue sur les membres, potion stibiée à 30 centig., tout fut inutile ; cinq heures environ après son entrée, la malade succombait.

Autopsie. — L'irrégularité de la cavité thoracique répond à la déformation extérieure. Les poumons sont petits, très irréguliers, emphysémateux à leur surface. Le tissu pulmonaire, partout crépitant, est gorgé de sérosité qui s'écoule écumeuse à la coupe et se mêle au sang qui sort en abondance des ramuscules de l'artère pulmonaire.

Le cœur volumineux, situé sur la ligne médiane, a la forme d'une pyramide triangulaire ; sa face postérieure repose directement sur les côtes moyennes du côté gauche. Sa hauteur et sa largeur mesurent 11 centimètres. Les cavités droites, dilatées et distendues outre mesure, contiennent du sang fluide. Le ventricule gauche fortement revenu sur lui-même est vide, les valvules sont saines.

La crosse aortique est courte, le tronc brachio-céphalique naît à 52 millim. au-dessus des valvules aortiques, il est très court, 15^{mm}. La sous-clavière gauche, à 1 centimètre au-dessus de son origine, se plie à angle droit et a subi un mouvement de torsion qui porte en avant sa face inférieure. Cette disposition explique d'abondance la faiblesse de l'impulsion radiale à gauche.

Observation XXII.

Scoliose droite.

(Hôtel-Dieu, service de M. le professeur Monneret.)

Y... (Adélaïde), 32 ans, cartonnière; entrée le 24 août 1863; morte le 29.

Fille unique. Parents bien conformés; la mère est actuellement vivante; le père, lui, est mort six mois après la naissance de la malade, des suites d'une chute, dit-elle : mais bien probablement plutôt de phtisie pulmonaire, car elle raconte qu'il toussait beaucoup et qu'il n'est mort qu'un an après sa chute.

La malade a marché à 18 mois; vers l'âge de 3 ans, elle a commencé à avoir une série d'ophthalmies kérato-conjonctivites, blépharites, dont elle a été affectée à plusieurs reprises jusqu'à 18 ans ; elle a conservé des cornées un peu opalines, et des paupières habituellement rouges. Pas d'autre trace de scrofule. A l'âge de 6 ans, sans autre phénomène concomitant, la taille de la malade a commencé à se dévier. Un an après, corset orthopédique, malgré lequel la déviation continue à s'aggraver un peu. A 12 ans, la malade est mise en apprentissage et abandonne l'usage du corset, mais des douleurs dans la région dorsale et divers troubles tels que toux, gêne de la respiration, etc., la forcent bientôt à cesser de travailler. On lui réapplique le corset qu'elle conserve jusqu'à l'âge de 15 ans.

A 18 ans, elle fait une chute dans un escalier, le soir; ses règles apparaissent pour la première fois. Dans l'année suivante, un peu d'incertitude dans la menstruation, puis la fonction s'établit régulièrement et n'a jamais été troublée depuis.

Pendant douze années, de 18 à 30 ans, santé assez régulière, à part un peu de dyspnée. Jamais de rhumatisme. Il y a deux ans, la malade a commencé à être oppressée très fortement et à tousser. Quelques rares crachats, quelques filets sanglants. En même temps apparaissent des palpitations, et, à certains jours, un peu d'enflure aux jambes. On consulte un médecin qui prescrit de la teinture de digitale et procure un soulagement momentané. Pendant quelques mois, les accidents restèrent stationnaires, mais ils s'aggravèrent progressivement cet hiver au point que, vers le mois de mars, la malade fut obligée de s'aliter. Les jambes étaient enflées à un degré considérable, l'oppression était grande, la toux peu intense.

Après deux mois de séjour au lit, l'application de plusieurs vésicatoires, et l'administration de purgatifs répétés, la malade put aller passer un mois à la campagne ; elle en revint très améliorée ; mais, il y a trois semaines, l'œdème a reparu et en même temps la dyspnée. La malade s'alite de nouveau, et, après avoir essayé sans succès les traitements qui lui avaient déjà réussi, entre à l'hôpital le 24 août, dans l'état suivant :

Œdème généralisé, marqué surtout aux membres inférieurs, turgescence et cyanose des lèvres et de la face. Orthopnée, toux peu fréquente, quinteuse, sans expectoration. Des deux côtés, au-dessous des seins, douleurs assez vives qu'éveille l'effort inspiratoire. Palpitations énergiques, revenant par accès irréguliers, retentissant douloureusement dans les tempes et causant à la malade un malaise inexprimable.

L'impulsion cardiaque, forte, soulève la main appliquée sur la région précordiale. A l'auscultation, les bruits du cœur forts, sans autre altération qu'un dédoublement du premier bruit qui est en même temps sourd. Le pouls est à 120, un peu inégal et irrégulier. Pouls veineux aux jugulaires.

Les fonctions digestives sont peu troublées, cependant l'appétit est bien amoindri et la malade n'ose manger, de peur d'augmenter son oppression ; les garde-robes sont régulières.

26 août. Ce matin, la malade est très cyanosée, les yeux sont injectés, exorbitants ; la nuit cependant, il y a eu un peu de sommeil, grâce à une potion avec sirop de morphine, 30 gr., et à l'application de 20 ventouses sèches.

Nous nous étions proposé de compléter ce matin la note de

la malade, mais elle ne se tient sur son séant qu'avec une peine extrême.

Par un examen rapide, nous voyons que la colonne vertébrale présente une courbure à convexité droite, à la partie moyenne et supérieure de la région dorsale. La moitié droite du dos soulève en une gibbosité anguleuse énorme; le côté gauche est déprimé. La poitrine est arrondie et saillante en avant; le sternum est convexe. Derrière lui se trouve le cœur qui donne dans cette région une matité arrondie, étendue, depuis la fourchette sternale jusqu'à l'appendice xiphoïde et qui va se confondre inférieurement avec la matité du foie; à droite elle déborde le sternum. Elle mesure en hauteur 16 centimètres, et transversalement 15.

L'auscultation du cœur ne fournit pas les mêmes résultats qu'hier; les battements sont moins nets, irréguliers. Le pouls se ressent de l'état du cœur, il est petit, irrégulier, à 142. Dans la poitrine, en arrière et à gauche, la percussion donne un son peu clair à la partie inférieure. Le son est meilleur à droite, d'ailleurs la percussion est très difficile. La respiration est très incomplète, inégale, faible partout des deux côtés à la base, râles sous-crépitants, qu'on retrouve encore en avant à droite et à gauche. Expectoration nulle ; la toux est peu fréquente, elle a lieu par accès, surtout lorsque la malade remue ou veut quitter la position assise ou plutôt demi-couchée qu'elle conserve constamment sur ses oreillers.

Le ventre est tendu et arrondi; sonore, sans épanchement liquide ailleurs que dans la paroi ; au niveau de l'hypochondre droit, la percussion est douloureuse; le foie, augmenté de volume, déborde les cartilages des côtes, sa matité dépasse la ligne médiane de 9 centimètres, mesure en hauteur sur cette même ligne 11 centimètres, et 14 sur la ligne verticale passant par le mamelon. C'est donc le lobe gauche qui est surtout hypertrophié. Depuis quelques jours, l'urine est rare, difficilement rendue ; examinée, ce matin, elle est foncée, odorante, très énergiquement acide, chargée d'urates: elle ne contient pas trace d'albumine. — Julep avec teinture de digitale, 1 gr. ; eau-de-vie allemande, 15 gr.

Le 28. La malade étouffe toujours ; la cyanose reste la même ; la nuit n'a pas été bonne. Rien de nouveau dans la poitrine, sinon que les râles s'entendent en plus grande abondance. Le pouls faiblit de plus en plus; il est cependant devenu plus régulier et plus lent depuis l'administration de la digitale, et l'eau-de-vie allemande a produit des selles nombreuses.

Le lendemain, 29 août. Asphyxie imminente; la malade succombe dans la journée.

Les parents s'y étant opposés, l'autopsie n'a pu être faite.

OBSERVATION XIII.

Scoliose droite.

(Hôtel-Dieu, service de M. le professeur Monneret.)

M... (Julien), 18 ans, cordonnier. Entré le 22 mai, mort le 8 juin 1863.

Le malade qui fait le sujet de cette observation a commencé à marcher de bonne heure; mais à l'âge de 2 ans 1/2 il a été pris de rachitisme et obligé de garder presque constamment le lit. Vers l'âge de 5 ans, il recommença à marcher, mais sa colonne vertébrale était déviée, et cette déviation s'accrut dans les années suivantes; aujourd'hui, elle est énorme.

Les seules maladies auxquelles ce jeune homme ait été sujet sont des bronchites, qu'il gardait tout l'hiver; elles ne s'accompagnaient pas d'hémoptysies; oppression habituelle, impossibilité de courir, nécessité de monter les escaliers très lentement. Bien que le malade fût depuis longtemps sujet aux palpitations, jamais ses jambes n'avaient enflé, jamais de rhumatisme.

Il y a un mois, recrudescence de la toux et de la dyspnée; quinze jours après, le malade commence à enfler; il y a huit jours, l'œdème devint tel, que le malade a cessé de travailler et a pris le lit. Les fonctions digestives se sont conservées intactes.

Etat actuel. — Attributs du tempérament lymphatique; cicatrice profonde au pied droit, au niveau du deuxième métatarsien, qui a été éliminé en partie; traces de rachitisme sur les membres inférieurs. La colonne vertébrale présente, au niveau des vertèbres dorsales, une courbure latérale à convexité droite, avec torsion très marquée du rachis et une déformation du thorax en rapport avec cette déviation. Courbure de compensation lombaire, affaissement du diamètre vertical de la cage thoracique.

Le malade, à son entrée, 22 mai, présente des signes ordinaires des maladies du cœur arrivées à une période avancée.

Anasarque, cyanose faciale et des extrémités; turgescence des lèvres; pouls veineux; œdème des membres inférieurs, du scrotum et de la paroi abdominale; ascite légère. Au cœur, matité; étendue, 12 centimètres carrés. Impulsion énergique; les bruits sont forts, le premier est dédoublé; le pouls est fréquent, d'une petitesse extrême, de temps en temps une pulsation énergique se fait sentir. Ce qui caractérise le pouls, c'est surtout l'inégalité des pulsations; il est semblable dans les deux radiales. Dyspnée, toux rare, expectoration brunâtre, peu abondante; râles sous-crépitants et sibilants disséminés dans la poitrine.

Le foie est volumineux, déborde dans l'épigastre, son lobe gauche surtout est hypertrophié; teinte subictérique des conjonctives.

L'urine est rare et ne contient pas d'albumine; par la chaleur, léger trouble qui disparaît avec une goutte d'acide nitrique; les fonctions digestives sont intactes, mais l'ingestion des aliments augmente la dyspnée; garde-robes régulières.

3 juin. Depuis l'entrée du malade, l'œdème a fait des progrès aux membres inférieurs, aux bourses, à la verge; le malade ne peut dormir que sur le ventre, et même à chaque instant il est

pris de cauchemars et s'éveille en sursaut : aussi passe-t-il presque toutes ses nuits assis dans un fauteuil, et le matin, fatigué par l'insomnie, il s'assoupit quelques heures. — Depuis qu'il est ici, vin blanc, café noir.

Le 4. Ce matin, à la visite, le malade nous montre quelques pustules de variole qui se sont développées cette nuit. Rares à la face, abondantes sur le tronc et les membres supérieurs, les pustules se montrent sous la forme d'une tache blanche, sans saillie, entourée d'une auréole vineuse. L'état de souffrance antérieure du malade a fait passer inaperçus les prodromes de cette varioloïde, contractée évidemment dans la salle où il y a actuellement des varioleux.

Le 5. L'éruption est très abondante à la région hypogastrique. Sur les membres inférieurs on ne trouve pas une seule pustule ; les membres sont le siège d'un œdème énorme qui rend la flexion impossible, et sont toujours à une température bien inférieure à celle des autres parties du corps.

Le 6. Éruption variolique dans la bouche et la gorge. Le malade a, ce matin, manifestement de la fièvre, et il n'est pas sans intérêt de signaler les modifications que cette complication vient apporter dans le caractère des pulsations radiales. Celles-ci, qui étaient presque insensibles, ont pris plus de force et sont mieux frappées ; d'inégales et d'intermittentes qu'elles étaient, elles sont devenues d'égale force et assez régulières, au point, qu'à l'examen du pouls, on ne soupçonnerait pas aujourd'hui le désordre préexistant de la circulation centrale.

Le 7. L'éruption continue sa marche ; ulcérations couvertes d'une couche comme pseudo-membraneuse, sur la langue et le voile du palais. Même fièvre. Le malade éprouve toujours une gêne telle de la respiration qu'il ne peut respirer au lit ; il dort assis ou à genoux sur sa chaise, le front appuyé sur le bord de son lit.

Le 8. La nuit a été mauvaise ; le malade éprouve ce matin une oppression extrême, la face est livide, les lèvres couvertes de larges pustules ulcérées. A la partie inférieure de l'abdomen, les boutons se sont convertis en ulcérations noirâtres, gangreneuses. A la face interne des cuisses, larges phlyctènes remplies de sérosité sanglante. La verge a une distension énorme ; le prépuce tuméfié, gangrené, rend la miction difficile. Les membres inférieurs sont très tendus, toujours dénués de pustules. Le pouls est redevenu misérable, intermittent. La mort est prochaine ; elle arrive dans la journée.

Autopsie le 10. Les deux poumons, très grêles, du volume de ceux d'un enfant de 6 ans, présentent à leur surface des bulles très visibles d'emphysème. Le parenchyme est hyperémié, et, dans la partie centrale la crépitation est douteuse. La muqueuse bronchique est violacée, livide.

Le péricarde contient quelques cuillerées de liquide roussâtre ; le cœur volumineux est élargi en besace, ses cavités droites sont agrandies, remplies de caillots mous qui se prolongent dans les vaisseaux adjacents. Les valvules sont saines ; mais, tandis que les cavités droites sont élargies et amincies, la paroi du ventricule gauche est un peu hypertrophiée.

Brièveté de la première portion de la crosse aortique et du tronc brachio-céphalique artériel.

OBSERVATION XXIV.

Scoliose gauche.

(Hôtel-Dieu, service de M. le professeur Monneret.)

D... (Jean-Baptiste), 33 ans, bijoutier. Entré le 30 mars, mort le 11 avril 1863.

Le malade ne connaît dans sa famille personne qui soit déformé. Il raconte qu'il a marché de bonne heure, à 1 an ; que pendant son enfance il était très droit et que c'est à l'âge de 17 ans seulement que sa taille s'est déviée. Dès que la difformité fut notable, vers l'âge de 19 ans, sa respiration devint

courte; la course et les exercices violents lui furent interdits.
Enfin, dans sa vingtième année, il éprouva des accidents analogues à ceux pour lesquels il entre aujourd'hui : dyspnée extrême, palpitations, anasarque légère. Au bout d'un mois les
accidents se calmèrent et le malade rentra, après cette crise,
dans son état habituel d'oppression.

Depuis cette époque sa santé était assez bonne; pas d'affection sérieuse de poitrine, jamais de rhumatisme articulaire.

Il y a trois semaines, sans cause appréciable, le malade fut
pris d'une dyspnée plus grande, progressivement croissante;
en même temps, toux légère, expectoration mêlée de quelques
stries sanguines. Palpitations pénibles. Pas de douleurs aux
hypochondres, ni frissons, ni fièvre. L'appétit était conservé,
mais le malade ne mangeait qu'avec beaucoup de réserve, s'é-
tant aperçu que l'oppression augmentait beaucoup après le re-
pas. Il a continué à travailler jusqu'ici et s'alite pour la première fois.

Le soir, le visage et les mains sont violacés, ainsi que les
extrémités inférieures, qui sont le siège d'un œdème assez intense. Les tibias sont courbés et grêles, mais leur courbure est
inverse de celle qu'on observe ordinairement. Les fémurs sont
courts, sensiblement droits.

Il existe, au niveau de la région dorsale, une courbure latérale de l'épine à convexité gauche; le sommet de la courbe
correspond à la sixième dorsale. Cette déviation est accompagnée d'une torsion, considérable des corps vertébraux, torsion
qui soulève le côté gauche de la partie postérieure du thorax
en une gibbosité anguleuse très aiguë. Comme autre conséquence de la torsion, il y a une inflexion du rachis en
avant qui vient ajouter encore à la difformité. L'angle des
côtes droites est redressé, et ce côté du thorax est aplati et
rentrant. La poitrine, déprimée transversalement, est pro-
jetée en avant et à droite. Le sternum, convexe antérieure-
ment dans sa partie moyenne, se jette en arrière à son extrémité

inférieure. La hauteur totale du thorax est considérablement amoindrie.

La respiration est pénible, incomplète; les deux poumons sont le siège, en arrière et en bas, de râles sous-crépitants fins. La congestion pulmonaire est évidente, surtout à la base du poumon gauche, où on trouve un peu de matité à la percussion. Le cœur occupe le sommet de la voussure thoracique antérieure; il donne sous le sternum une matité étendue, qui remonte jusque derrière la fourchette sternale, à 13 centimètres de hauteur et 17 centimètres transversalement. Les battements du cœur sont forts, sans altération de timbre ni de rythme, pas de bruits anormaux.

Le pouls radial est petit, serré, d'une fréquence modérée, à 92, semblable à droite et à gauche. Le foie est volumineux, sensible à la percussion ; il déborde les fausses côtes, s'avance dans l'épigastre. Il a sur la ligne médiane 9 centimètres de hauteur, et 15 centimètres sur la ligne mamelonnaire.

31 mars. Tartre stibié, 0,15 ; ventouses sèches.

3 avril. Le malade, qui avait éprouvé quelque soulagement à la suite de l'émétique, a été repris des mêmes phénomènes asphyxiques. Poudre d'ipécacuanha, 1 gramme.

Le 4. Le malade a peu vomi ; constipation (2 verres d'eau de Sedlitz, 4 pastilles de kermès de 0,05 chacune). La circulation se fait toujours avec une difficulté très grande, et, bien que le malade se trouve soulagé, il a toujours la face turgide, les lèvres violacées, les gencives et la langue bleuâtres, les yeux injectés et proéminents. Les veines jugulaires externes sont volumineuses, noueuses et fortement distendues ; à chaque inspiration elles disparaissent, mais incomplètement. Le cou, très court d'ailleurs, est très large; sur les parties latérales, on trouve à la pression une résistance mollasse, comme si la veine jugulaire interne était la cause de cette tuméfaction et participait à l'engorgement des jugulaires externes.

La surface du corps est bleuâtre, parsemée de nombreuses saillies d'un *acné molluscum* invétéré, qui occupe surtout le tronc et les membres supérieurs. Les membres inférieurs sont un peu moins enflés que les jours derniers. L'urine, examinée à plusieurs reprises, est rendue en quantité suffisante; très pâle, un peu opaline au moment de l'émission ; elle s'éclaircit par la chaleur et devient d'une transparence parfaite.

Les fonctions digestives sont languissantes, l'appétit est nul, les selles rares. Le pouls marque 124 pulsations à la minute ; il est très petit, filiforme, très inégal. Quelques pulsations sont tellement ténues, qu'elles échappent au doigt explorateur. Le volume du pouls est d'ailleurs bien peu en rapport avec l'énergie des pulsations cardiaques.

Le thorax est sonore partout, excepté en bas et en arrière. Dans toute l'étendue, râles sibilants disséminés et sous-crépitants abondants, surtout dans l'inspiration. Expectoration nulle.

Ce qui fatigue surtout le malade, c'est une insomnie complète, due à l'hyperhémie passive du cerveau et de ses membranes. Il raconte qu'il éprouve continuellement dans les membres des élancements agaçants plutôt que douloureux, qui le forcent sans cesse à changer de position. D'ailleurs il est habituellement couché sur le côté droit, la station assise lui étant très pénible.

Lorsque vient le soir, il s'assoupit; c'est pour être en proie à un cauchemar continuel. Comme il est très intelligent, il rend parfaitement compte de ce qu'il éprouve : son esprit se fixe sur une idée quelconque, souvent absurde ; il en a conscience, et cependant, malgré qu'il en ait conscience, il s'y trouve ramené invinciblement.

C'est de cette obsession qu'il réclame surtout qu'on l'affranchisse.

Eau de laurier-cerise ; opium, 0 gr. 05.

Le 6. La gêne de la circulation veineuse est plus évidente encore que les jours précédents. Les veines du bras sont volumineuses, gorgées ; les points où s'insèrent les valvules sont accusés par des nodosités. Le visage est turgescent, œdématié,

surtout du côté droit, sur lequel le malade se couche de préfé-
rence. L'œil du côté droit s'ouvre incomplètement à cause de la
bouffissure palpébrale. Les conjonctives sont injectées.

La respiration est haute, sonore, très pénible; le malade
tousse davantage et expectore quelques mucosités mélées de
sang noir qui font penser à l'apoplexie pulmonaire.

Poudre stibiée, à 0 gr. 30 centigr. ; une cuillerée d'heure en
heure.

Le 7. La potion a plongé le malade dans l'état nauséeux ; pas
de vomissements; les selles étaient nombreuses.

Le 8. Le malade est amélioré par la potion qu'il supporte bien.
La cyanose est un peu moindre ; l'expectoration sanglante diminue; le sommeil est revenu. L'œdème continue cependant à
faire des progrès.

Le 10. On est obligé de renoncer à l'hémétique qui plonge
le malade dans la prostration. Le bon effet de la médication ra-
sorienne n'a été que de courte durée. Le malade a été obligé de
passer la nuit dans un fauteuil.

Potion stimulante : teinture de cannelle, extrait mou de quin-
quina et vin.

Le 11. Vers six heures du matin, le malade se trouvant mieux
demande qu'on le place sur un fauteuil pour qu'on fasse son
lit ; mais au moment où on l'y replace, il succombe brusquement.

Autopsie le 12 avril. Au moment où on ouvre la cavité tho-
raco-abdominale, il s'écoule des cavités pleurale et péritonéale
de la sérosité en abondance. On remarque que le diaphragme,
repoussé en haut par les viscères abdominaux, atteint la quatrième côte. Le cœur seul se voit par l'ouverture pratiquée à la
poitrine ; il est bien en rapport pour sa situation et son volume
avec la matité qui lui a été assignée par la percussion pendant
la vie.

Les deux poumons sont refoulés en arrière et en haut, libres
d'adhérences, atteints par places, mais surtout sur les bords,
d'emphysème vésiculaire ; ils sont en masse, congestionnés

très fortement; le droit a un volume moins considérable que le gauche. En quelques points, on trouve, au milieu de cette congestion générale, des noyaux d'apoplexie pulmonaire, assez volumineux, plus durs, nullement crépitants, lourds et tombant au fond de l'eau. Pas de traces de tubercules.

Le cœur est plus volumineux que normalement ; il est abondamment pourvu de graisse à la base des ventricules ; il est élargi transversalement et a cette forme qu'on est convenu d'appeler *en besace*. Cet excès de volume tient en grande partie à la distension des cavités par des caillots noirâtres, mous, analogues à ceux de l'hémorrhagie cérébrale.

Le ventricule et l'oreillette du même côté sont élargis et amincis; il en est de même de l'artère pulmonaire. Les valvules sigmoïdes sont saines ; au-dessus d'elles, la paroi artérielle est refoulée en trois dépressions très accusées, analogues à celles qu'on trouve au-dessus des valvules aortiques, et dites les *petis sinus*. Ces dilatations témoignent hautement de la gêne de la circulation cardiaco-pulmonaire.

Les orifices auriculo-ventriculaires et leurs valvules sont sains; rien au cœur gauche.

La crosse aortique est courte; le tronc brachio-céphalique naît à 55 millimètres seulement des valvules aortiques ; foie volumineux ; les deux substances, très distinctes ; la capsule fibreuse épaissie. Les veines sus-hépatiques participent à la dilatation générale du système veineux.

Reins hyperhémiés.

Observation XXV.

Scoliose droite.

(Hôpital de la Pitié, service de M. le Dr Empis.)

L... (Edmond), 42 ans, entré le 18 novembre, mort le 1er décembre 1864.

Cet homme, né de parents sains, et dans la famille duquel on ne trouve aucun exemple de difformité de l'épine, eut une enfance heureuse, exempte de rachitisme. Ses membres sont très régulièrement conformés.

Il fut envoyé en apprentissage de bonne heure, vers l'âge de 8 à 10 ans ; ce n'est que dans le courant de sa douzième année que sa taille commença à se dévier. Le malade attribue le développement de sa difformité à une chute qu'il fit d'un lieu élevé et dans laquelle il était resté suspendu par le bras droit. Vers 15 ans, la gibbosité était considérable. La santé en fut d'abord peu troublée; cependant le malade se rappelle que depuis cette époque il est resté sujet à des épistaxis abondantes, qui se renouvelaient cinq ou six fois par an. A 20 ans, il commença aussi à éprouver des palpitations, qui depuis se sont renouvelées à plusieurs reprises et dont la digitale triomphait facilement. A l'âge de 38 ans, il fut atteint d'un rhumatisme articulaire aigu qui le tint au lit environ un mois, et dont il se rétablit bien.

Vers le commencement du mois de septembre de cette année il fut, dès les premiers froids, atteint d'une dyspnée plus forte qu'à l'ordinaire et les palpitations se montrèrent de nouveau avec intensité. Il fut obligé d'interrompre son travail; ayant éprouvé quelque soulagement après l'application d'un vésicatoire et par l'usage quotidien de la teinture de digitale, il voulut recommencer à travailler, mais ce fut pour peu de temps: les troubles pulmonaires et cardiaques ayant pris plus d'intensité, il entre ici le 18 novembre.

Nous le voyons le 28 novembre. Il présente l'aspect des individus atteints d'affection du cœur : visage tuméfié et bleuâtre : yeux saillants, vifs et humides; embonpoint notable, œdème sur le tronc et les membres, la périphérie cutanée est partout violacée et garde l'empreinte du doigt. Dyspnée continuelle, qui force le malade à se tenir au lit, les jambes repliées sous lui pendant la veille, et à se coucher sur le ventre lorsqu'il veut dormir.

Quant à la difformité, elle est ici considérable: scoliose à convexité droite, siégeant à la partie supérieure et moyenne de la région dorsale, avec torsion du rachis, gibbosité postérieure droite proéminant en proportion, et déformation très prononcée du thorax.

Le pouls est petit, serré, très faible, à 100. La respiration à 32. Le cœur, volumineux à la percussion, donne sous la main une impulsion modérée, sous l'oreille un bruit de courant au premier temps et à la pointe.

Dans la partie postérieure du poumon, on entend çà et là, à droite et à gauche, une crépitation fine et sèche. Le malade ne crache pas et tousse à peine, mais sa dyspnée est telle qu'il ne se meut dans son lit qu'avec beaucoup de difficulté. Cet état dure depuis plusieurs semaines, va toujours en s'aggravant; le malade ne peut plus dormir.

27 novembre. L'état du malade a peu changé: toujours même oppression, le pouls paraît plus petit encore que l'autre fois, il est à peine sensible au doigt, le tracé sphygmographique pris sur la radiale du côté droit représente une série d'ondulations correspondant aux mouvements respiratoires, à peine si la pulsation artérielle s'accuse par une disposition légèrement dentelée du tracé.

L'auscultation du cœur n'est pas aussi nette que le 23, et nous avons de la peine à retrouver, au milieu des battements irréguliers du cœur, le bruit de courant que nous avons signalé; l'œdème périphérique s'accroît.

Le 29. Dans la soirée, le malade est saisi brusquement d'une dyspnée plus grande, peut-être à l'occasion d'un bain que le malade a pris dans la matinée; la congestion pulmonaire a augmenté, les poumons sont remplis de râles sous-crépitants, le pouls est imperceptible, les battements du cœur irréguliers et sourds.

Deux jours après, le malade succombait subitement au milieu des accidents asphyxiques, qui avaient persisté malgré l'emploi d'évacuations sanguines locales et générales et des stimulants diffusibles, café, acétate d'ammoniaque.

Le matin de sa mort, la cyanose avait fait place à une coloration blafarde des tissus; l'œdème s'était rapidement accru dans les derniers jours.

Autopsie le 3 décembre. — La colonne vertébrale est tordue sur elle-même, courbée en cou de cygne; au sommet de la courbe correspond la cinquième dorsale; à ce niveau, l'aorte, qui accompagne le rachis, présente un pli profond. Des deux poumons, le gauche est très petit, refoulé en arrière; son lobe supérieur est atrophié; l'inférieur, plus étendu et très déformé, s'enfonce sous forme d'une languette amincie dans la concavité de la courbure vertébrale. Le poumon droit, aplati transversalement, s'insinue en arrière dans la gouttière costo-vertébrale; il est plus volumineux que le gauche, bien qu'atrophié essentiellement. A la surface des deux poumons, emphysème vésiculaire; à la coupe, on le trouve fortement hyperhémié, partout crépitant; les rameaux de l'artère pulmonaire sectionnés laissent écouler du sang en abondance.

Dans le péricarde, quelque peu de sérosité citrine. Le volume du cœur est augmenté; l'organe mesure 12 centimètres en longueur et en largeur; sa forme est altérée par la prédominance du ventricule et de l'oreillette droits. Ces cavités sont agrandies, distendues par des caillots noirs, friables; leur paroi est épaissie; mais c'est surtout dans l'oreillette que le fait est plus remarquable, les faisceaux musculaires y sont très forts et aussi bien dessinés que dans le ventricule droit.

L'artère pulmonaire est mince; sa branche droite, celle qui se rend au poumon, le plus volumineux, est notablement plus large que la branche gauche. Les valvules sigmoïdes sont saines.

Le développement de l'orifice auriculo-ventriculaire droit mesure 12 centimètres; la valvule tricuspide, bien que parfaitement saine, est évidemment insuffisante à obturer cet orifice élargi.

Le cœur gauche paraît sain, la paroi ventriculaire est peut-être un peu plus épaisse.

Le poids du cœur, ouvert et vidé des caillots qu'il contenait, s'élève à 360 grammes.

Enfin le foie présente un spécimen très net de l'altération qu'on a décrite sous le nom de *cirrhose des maladies du cœur*.

OBSERVATION XXVI.

Lecture on malposition of the aorta, due to the rikets, simulating anevrism (Sur une anomalie de position de l'aorte liée au rachitisme et susceptible de simuler un anévrysme), par Georges Balfour (*Edinburg med. Journ.*, juillet 1875), résumée et commentée par M. Rendu (1).

Un homme de 35 ans, cordonnier, se présente à la consultation avec de la toux, de la dyspnée, des hémoptysies par intervalles. On apprend qu'à l'âge de 16 ans, il a eu quelques rhumatismes. Deux ans plus tard, sans cause appréciable, est survenue une scoliose très prononcée avec prédominance de la courbure vertébrale du côté droit pour le thorax, tandis que la courbure de compensation siégeait à gauche, à la région lombaire. Il en était résulté une conformation spéciale du thorax, qui était bombé à droite et aplati à gauche. — Depuis un an il se plaint d'éprouver une douleur fixe à la région sternale ; bientôt après est survenue de la dyspnée ; quant aux hémoptysies ; elles sont de date plus récente.

Les signes physiques constatés à l'examen de la poitrine du malade, sont tout à fait ceux d'un anévrysme de l'aorte. Le cœur bat dans le cinquième espace intercostal, mais vers sa base se sent une large ondulation thoracique : les gros vaisseaux du cou sont soulevés à chaque systole ventriculaire et l'on perçoit des pulsations aortiques au niveau du deuxième espace intercostal droit, ainsi qu'à la fourchette du sternum. La percussion donne également de la matité en cette région. Enfin,

(1) Revue des sciences médicales, t. VII, 1876.

.l'auscultation permet d'entendre un souffle cardiaque diastolique et un double souffle aortique, le premier rude, le second filé et plus doux avec propagation aux vaisseaux du cou. Le pouls bat 86 fois, il est fort et bondissant : la pulsation radiale arrive juste entre deux battements.

« Malgré cet ensemble de signes, le Dr Balfour admit qu'il n'y avait point là d'anévrysme sacciforme de l'aorte, mais bien une insuffisance aortique avec dilatation uniforme de cette artère. Pour lui, le rachitisme contribuait beaucoup à produire ces symptômes, en ayant déplacé les deux poumons et consécutivement le cœur, qui s'était reporté à droite vers le sternum, ce qui exagérait la courbure et par suite donnait lieu à cette pulsation anévrysmatique. Malheureusement la vérification anatomique de ce fait n'a pu être obtenue. En l'absence d'autres conditions étiologiques, il paraît, néanmoins, rationnel de supposer que la déformation du squelette a été pour quelque chose dans le développement de l'affection cardio-vasculaire. »

OBSERVATION XXVII.

Scoliose droite.

Lecture on malposition of the aorta, due to rikets, simulating anevrism, by Balfour. (*Edinburg med. journ.*, juillet 1875, p. 1. Observ. résumée par M. Rendu (1).

Observation II. Il s'agit d'une femme de 46 ans, atteinte de scoliose considérable de la région dorsale avec voussure thoracique du côté droit et aplatissement du côté gauche. Cette femme, sujette à tousser depuis plusieurs années, s'était aperçue à la suite d'une quinte de toux, de la présence de battements au cou et dans la poitrine. Elle était, lors de l'examen, dans l'état suivant :

(1) Revue des sciences médicales, t. VII, p. 59.

Hollenfeltz.

Battements aortiques très appréciables, dans les trois premiers espaces intercostaux du côté droit, avec maximum dans le deuxième espace; frémissement vibratoire à ce niveau. Tumeur pulsatile à la partie inférieure du cou, dilatation apparente des artères sous-clavières droite et gauche. A la percussion matité cardiaque normale, s'étendant à droite du sternum depuis la deuxième côte jusqu'à la quatrième, et occupant un espace de six centimètres au moins. En auscultant la région cardiaque, les deux bruits sont purs; en se rapprochant de l'aorte, au contraire, ils deviennent un peu moins nets. Au niveau de la tumeur pulsatile on entend un souffle systolique intense, suivi d'un murmure diastolique doux.

« Malgré cela, le diagnostic d'un anévrysme de la crosse aortique fut rejeté, à cause de l'absence de tout phénomène de compression : on rejeta même l'idée d'une dilatation aortique considérable, malgré l'étendue de la matité cardiaque à droite du sternum. Le point où battait le cœur, aussi bien que la circonscription de la matité précordiale, montrait que cet organe était repoussé par le fait du rachitisme, en dedans et en haut : dès lors, l'aorte se trouvait déviée de sa direction et sa crosse formait une courbure à rayon plus court, ce qui donnait lieu à un rétrécissement relatif de son calibre, et par suite au double murmure.

La mort de la malade, survenue d'une manière subite, permit de vérifier les suppositions de Balfour. L'autopsie fit voir, en effet, que le cœur était remonté et l'aorte déjetée en dehors et à droite. Le tronc brachio-céphalique, considérablement dilaté, formait une saillie à la base du cou ; l'aorte, elle-même, offrait une légère dilatation à sa base, mais n'était point malade : les valvules sigmoïdes étaient très légèrement insuffisantes. »

RÉSUMÉ ET CONCLUSIONS.

1° Dans le rachitisme, le thorax présente trois variétés de déformation :

1° Déformation par rétrécissement du diamètre antéro-
postérieur ;

2° Déformation par rétrécissement du diamètre transversal ;

3° Déformation par rétrécissement d'un des diamètres
obliques.

Ces déformations sont toujours consécutives aux déviations de la colonne vertébrale.

2° Quel que soit le genre de déformation, l'histoire
clinique de ces malades comprend trois périodes :

1re période. — Caractérisée par des troubles pulmonaires (dyspnée, essoufflement, oppression, etc.), aux-
quels l'organisme s'accommode assez facilement pendant un certain temps. Palpitations fréquentes pendant
cette période.

2e période. — Lésion cardiaque compensée (insuffisance tricuspide).

Palpitations fréquentes, irrégularité du pouls, douleurs précordiales, syncopes, etc.

3e période. — Phénomènes d'asystolie (dyspnée extrême, cyanose, anasarque, etc.).

3° L'autopsie révèle les mêmes lésions viscérales dans les différentes déformations :

Poumons. — Diminués de volume, emphysémateux, congestionnés.

Cœur. — Cœur droit dilaté avec ou sans hypertrophie, valvule tricuspide insuffisante.

4° *Traitement.* — Dans les déformations commençantes, appareil orthopédique approprié ; si la difformité est irrévocable, chercher à prévenir les altérations fonctionnelles par une hygiène bien comprise et des agents médicamenteux choisis.

Paris. — A. PARENT, imp. de la Fac. de médec., A. DAVY, successeur.
52, rue Madame et rue M.-le-Prince, 14.